Beautiful Life

Beautiful Life

Beautiful Life

Beautiful Life

一流の睡眠

「MBA × コンサルタント」の医師が教える快眠戦略

最好的睡眠

身兼三職名醫教你讓大腦徹底休息，快速熟睡的32項高效睡眠術

現任醫師×MBA×企業重生顧問 裵英洙——著 邱香凝——譯

前言

睡眠正是最強大的「工作技巧」

每天能夠熟睡八小時，徹底消除疲勞；早上只要五秒鐘就能立刻清醒；白天不需要與睏意纏鬥，一路全力工作到夜晚。回家後，洗完澡上床立刻「昏睡」，一覺醒來已是天亮。不知疲倦爲何物，更不知失眠爲何物，工作上的表現隨時維持在最佳狀態……

對於在職場上奮鬥的人來說，這樣的生活，或許可說是終極理想。

然而，實際上又有多少人能過著這樣的生活呢？

身為醫師，我最常問前來門診的上班族的問題就是：「你睡得好嗎？」，大多數人的回答多是：

「睡眠不足，疲勞難以消除，早上爬不起來」、「白天總是愛睏，無法專注於工作」、「躺上床也遲遲無法入睡」、「睡再久都沒有熟睡感」……

日本的上班族中，每三人就有一人為睡眠方面的煩惱所苦。

市面上的書籍及網路情報，已經提供了許多關於消除睡眠問題的資訊。比如，「最佳睡眠時間為八小時」、「睡眠黃金時段是晚上十點到兩點，這段時間睡覺對身體最好」、「規律並攝取均衡營養的飲食生活，能帶來良好睡眠品質」、「從確保足夠睡眠時間，開始一整天的計畫」……正在閱讀本書的你，一定早就聽過這些建議了吧？

然而，忙碌的上班族想執行上述建議，可以說是非常困難的事。因為，現今**在職場上工作的人，其生活的狀況距離上述「睡眠常識」實在太遠了**。

隔天有重要的提案簡報，前一晚無論如何都必須熬夜準備；到國外出差時，又必須戰勝時差；無法避免的會議及餐敘接連不斷，可以預見又將有好一段時間無法獲得充足睡眠了。愈是想「今天一定要好好睡一覺」的日子，工作上愈常出現緊急狀況，不得不加班到深夜。

平常時間就已經不夠用了，更別說接二連三出現突發業務的時候，但這就是職場。爲了在職場上拿出亮眼成績，睡眠的優先順位不斷被挪後，似乎也是理所當然的選擇。

此外，在智慧型手機與社群網路服務爆炸性普及的現在，人們「幾乎隨時掛在網上」，直到睡前還在利用手機工作。在這樣的時代下，**工作愈忙碌的人，睡眠時間自然愈遭到剝奪**，這可說是現代職場工作者的宿命。如果可以的話，相信很多人寧可將睡眠時間縮到最短極限，也想把時間用來處理堆積如山的工作。

問題是，人類是必須睡眠的生物。持續的睡眠不足將造成疲勞累積，總有一天會對工作帶來惡性影響。這就是職場工作者正面臨的兩難。

在忙碌生活中解決「睡不著」、「難以熟睡」的問題

正因如此，我才想透過本書，爲職場工作者介紹特別強化過的睡眠方法。**不須改變現在的生活型態，也不必極端增減睡眠時間，卻能兼顧效率與效果地得到足夠的睡眠，提高工作表現。我將傳授給各位的，就是這麼一套「積極型」的睡眠術。**

最能消除疲勞的睡眠時段是什麼時候？如何養成「一上床即入睡」的習慣？午餐後該怎麼擊退睡魔？將熬夜或時差造成的損耗減到最輕的祕訣是？咖啡怎麼喝最有效……這些都是能直接解決職場工作者睡眠煩惱，今天立刻就能看到成效，又能具體實踐的方法。

或許有人會問，爲什麼我要告訴大家這些方法。前面曾說過，我除了身爲醫師之外，同時也是經營者和諮詢顧問，是個「身兼三職」的職場工作者。一開

始，做為一個外科醫生，不分日夜的手術與急診，使我過著沒有時間睡覺的生活。在那之後，有感於為了拯救更多生命，最重要的是探究疾病的基本成因與這些因素產生的構造，於是我轉入相關研究機構，以病理專門醫師（專門診斷癌症的醫生）的身分開始工作。站在醫療最前線十年後，又對從根本上改革「經營醫療機構」產生興趣，決定一邊在醫院工作，一邊進入慶應義塾大學研究所（慶應經營管理研究科）學習。我於在學期間，設立了醫療機構重建顧問公司，現正著手日本各地醫院的重建工作。另一方面，我的臨床診療工作依然持續著，每天都有和患者接觸的機會。

手術不容許失誤，為客戶提供企業經營方針時也不能掉以輕心。除此之外，現在的商業環境並不輕鬆，維持實力、提高業績沒有那麼簡單。只要我個人工作表現衰退，隨時都有可能造成生命、企業及在企業裡工作的人們面臨險境。換句話說，我必須隨時處於「維持在高度工作表現」的狀態。

在這樣的工作資歷中，正因我**兼具醫生與職場工作者雙方的視野及經驗，更**

深深感受到整理出一套「為職場工作者量身打造的睡眠術」，提供給更多人實地執行，是一件多麼重要的事。

在此分享一件我過去的「失敗經驗談」。

外科醫師時代及剛開始創業沒多久時，由於不眠不休地工作，我深受睡眠不足與疲勞累積所苦。在擔任外科醫師時，因爲犧牲睡眠時間而差點造成難以挽回的事故。當時，即使極度睡眠不足，我仍想靠拚勁撐過去，就在這樣的某一天，我在家中待命，接到醫院緊急聯絡——有一位就寢時「大動脈瘤疑似破裂」、正面臨生死交關的最緊急病患被送到醫院。我立刻換裝，步出家門，打算馬上趕往醫院。就在匆匆坐上自用車駕駛座的瞬間，突然一陣睏意襲來，我不知不覺地睡著了。醫院撥打我的手機兩三次，我因爲睡得太熟而完全沒有聽見。直到急診部長打來大喊，「喂！病人生命有危險！」我才好不容易清醒，彈坐起身，迅速開車趕往醫院。如果那時沒有被急診部長的電話叫醒，肯定救不了那位病患。

這個經驗讓我深刻體悟到，自己的睡眠不足，有可能造成「危害人命」的下場，這是絕對不允許發生的事。因此，我開始徹底重新檢視自己的睡眠。**運用自己所有的醫學知識，調查每天接觸的患者與職場工作者的睡眠傾向，反覆分析、假設及驗證，終於找出對現代職場工作者最立即有效的「好眠策略」**。現在，我已屏除一切與睡眠相關的煩惱，不再有睡眠不足造成工作表現低落的困擾。

讓自己維持高人一等工作表現的「好眠策略」

特別一提的是，本書在書店裡，一定會和其他許多冠上「一流」書名的書排在一起。究竟「一流的職場工作者」指的是什麼樣的人呢？

關於這一點，或許有各種解釋。不過，本書對一流職場工作者，也有明確的條件定義。那就是能**維持高人一等工作表現**的人。

「一流」與「普通」工作表現的差異

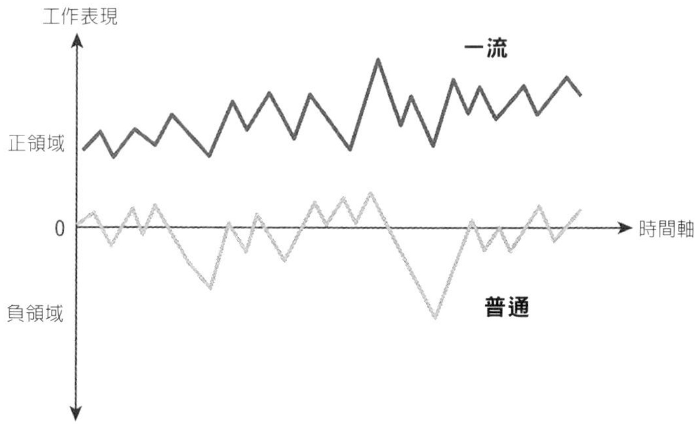

上圖顯示的是「一流」與「普通」的工作表現差異。「普通」的工作表現，有時能進入正領域，但也有落入負領域的時候。相較之下，「一流」的工作表現雖然多少有高低起伏，但始終都維持在正領域中。

換句話說，一流工作者，就是「工作表現平均值高、且起伏小」的人。即使處於相同環境之中，和周圍相比，能泰然自若地不斷提出壓倒性出色成果，就像大聯盟選手鈴木一朗那樣的人。

邏輯思考、建立框架、提案力、

撰稿力、王牌創業家的工作術……學會這些訣竅，固然能確實提高你的工作能力；**不過毋庸置疑的是，任何人都能從今天開始執行，而且立刻顯現效果，以最短路徑踏上一流道路的最強工作術，絕對是「睡眠」**。

本書將爲大家介紹的「好眠策略」有以下三大重點：

①不是以「確保睡眠時間」，而是以「獲得熟睡習慣」爲目標。

②將一天的開始從「起床時」切換爲「就寢時」。

③養成遇到緊急事態仍不影響工作表現的「因應法」。

接下來就讓我來介紹具體的方法吧！

裘英洙

為忙碌職場工作者提供的「好眠策略」行事曆範例

20：00 和客戶餐敘 ── **攝取與喝下的酒同等分量的水或碳酸飲料**

22：00 解散，搭電車回家 ── **有位子也不要坐**

23：00 到家，準備隔天的簡報內容

24：00 沖澡（短時間） ── **沖完澡後調暗家中燈光**

01：00 就寢

06：30 起床 ── **運動飲料→沖個偏熱的澡→早餐→順暢排便，完全清醒**

07：00 出發→抵達離家最近車站

08：30 上班→喝熱咖啡

（07：00～08：30 ── **刻意在通勤路線上與電車內接受充足日光照射**）

09：30 會議．簡報

12：00 午餐（避免大份量餐點或追加飯量）

13：45 外出

14：00～14：20 在電車內午睡 ── **這20分鐘休息能提高下午工作表現**

14：45～15：30 和客戶開會 ── **這之後不要再喝咖啡**

16：00 一邊在咖啡廳回信給客戶，一邊喝熱咖啡

16：30 回公司→一邊嚼薄荷口味的口香糖，一邊製作企劃書

17：00 坐在位子上吃三明治．杏仁．起士

--- 加班 ---

20：30 去便利商店買優格、香蕉、果菜汁→當作晚餐

22：30 下班 ── **提早一站下車走回家，累積疲勞度**

23：30 到家→進入自己的「入眠儀式」

目次

第1章

給職場工作者的睡眠「新常識」

第2章 好眠策略從睡醒的那一瞬間展開

第3章 戰勝下午兩點到四點的「睡魔時段」

第4章 前一天晚上養成的習慣，促成隔天最佳工作表現

19 宿醉對策

20 必須立刻戒除的睡前「壞習慣」

第5章 透過「睡眠自我分析」獲得世界第一的好眠

第6章

進一步提高睡眠品質的最新知識

序章

一流的工作繁忙人士如何入睡？

1 外科醫師靠「一流的睡眠」撐過一天四次的手術

外科醫師決不允許「失敗」

我原本是胸腔外科醫師，專業爲肺部及心臟等臟器，至今經歷超過五百次外科手術。

外科醫師工作負擔大，一天中主刀好幾台手術也不是什麼稀奇的事。我自己**一天最多就曾主刀過四台手術**。

每個進手術室的病患罹患的疾病與症狀當然都不一樣。肺癌、縱膈腔腫瘤（胸部中央的臟器出現腫瘤）、氣胸（肺部破洞，空氣不正常進入肺部的疾病）、膿胸（胸部內積膿的疾病）等，狀況各不相同。

導致疾病的原因及背景也因人而異。有些患者因高齡而接近無法動手術的狀態、有些患者曾罹患心肌梗塞，心臟較一般人衰弱、有些患者同時患有氣喘，呼吸功能較差……真的有各式各樣的情形。

同時，手術決不允許失敗，外科醫師必須隨時保持在最佳狀態，也始終處於與壓力的戰鬥中。

將重症病患的手術安排在「一大早」的兩個原因

面對這些症狀各不相同的病患，醫師必須悉心觀察每個人的情況，慎重安排手術的順序。在這當中，風險最高、要求技術最困難的手術，一定會排在早上第一台。

最重要的原因是，因為病患正在和時間賽跑，必須以這樣的手術為優先。除此之外，站在醫生的角度，另外一個原因是：**早晨是醫師動手術時最容易成功的時段**。

上午體力還很充足，大腦也尚未疲憊，是較容易分泌腎上腺素的時段。雖然我敢百分之百肯定傍晚進行的另一台手術也絕對不會掉以輕心，即使如此，早上的第一個時段，身心還是最容易保持在最佳狀態。

舉例來說，一般肺癌手術需要的時間約莫為三小時。如果連手術前的準備及麻醉時間都算進去，醫師必須從早上八點站到下午一點左右，這段期間大腦也必須一直維持全副專注力。如果大腦與身體沒有保持在最佳狀態，將無法順利度過這段時間。

二十分鐘假寐決定患者生死

然而，這原本是絕對不可發生的狀況，難免也會遇到前一天的疲勞累積到隔天，還沒開始動手術，就隱約感覺自己「可能無法以最佳狀態上陣」的時候。

這種時候，我總會鼓起勇氣拜託周遭的同事「讓我假寐二十分鐘」。比起手術到一半睏意來襲造成嚴重失誤，不如手術開始前小睡片刻，藉此達到恢復體力的效果。

在「手術前耽擱的時間對病患可能帶來的影響」，與「小睡片刻幫助醫師恢復體力，可提高一定程度的手術成功率」之間謹慎計算思考後，判斷出二十分鐘是手術前假寐的極限。

醫師手術時的表現若變差，很可能直接導致病患「喪命」。在可能範圍內盡力調整自己的身體狀況，對外科醫師來說，帶來的影響與執刀技術同等重要。

「最佳的身體狀況，才能完成最佳的手術」，恩師告訴我的這句話，在我擔任外科醫師時深刻體會過無數次。

從一流的「夜晚」展開一天

想要在最佳的身體狀況下進開刀房，前一天的睡眠扮演著非常重要的角色。我的目標是成爲保持一定程度以上開刀水準的「一流」醫師，自然非常注重睡眠這件事。

話雖如此，我並非採用了什麼特殊的睡眠方法。只是隨時提醒自己**「今天的手術從昨天的睡眠開始」**。你是不是也認爲「什麼嘛，只有這樣嗎？」以我個人的經驗來說，光是這樣就能大幅拉出「一流」與「普通」的差距。

「請按照時間順序寫下平時的行動。」如果是你會怎麼寫呢？

●07：00起床
●07：30吃早餐
●08：00上班
…………

幾乎所有人都會這樣開始寫吧！不過，這種寫法只是一般上班族的思考。一流人士的寫法會是下面這樣：

★**23：00就寢**
●07：00起床
●07：30吃早餐
●08：00上班
…………

大部分人習於把就寢時間視爲一天的「終點」。但是，前一天的睡眠其實會對隔天的狀況造成直接影響，**為求隔天發揮最大實力，拿出最好的工作表現，就應該要將就寢時間當作「一天的起點」**。

這一點說來簡單，卻是本書提倡的睡眠術最大前提，也是非常重要的思考方式。唯有改變想法，從「今天累了一整天，該睡了」的被動式睡眠，改成「爲了隔天拿出最好的表現而做好萬全準備，該睡了」的主動式睡眠，才是成爲職場上一流人士的捷徑。

舉例來說，結束一天工作後，回到自己的房間時，你是不是也會湧現「終於有自己的時間了」的感覺。躺在床上看書也好，滑手機看YouTube或逛喜歡的網站也好，短短的三十分鐘，可能是一天之中最放鬆的一段時間。這樣的人應該很多吧？

然而，若持續每天這麼做，將會侵蝕掉自己的睡眠時間。就算一天只花三十分鐘，扣掉假日，一個月就差不多耗費十小時在這上面了。簡單計算，**戒掉睡前**

上網瞎逛的三十分鐘，只要一個月就能多出一整天的工作時間。

如上所述，現狀是幾乎所有人都不會把睡眠視為一天的開始。對於職場上的一流人士來說，時時刻刻都想提高工作成果，拉出自己與競爭對手之間的差距，爲此，改善睡眠習慣是絕對必要的手段。

2 認識一流的「高效率睡眠法」

睡眠的重點不在「量」，而在「質」

若問睡眠重要的是「量」還是「質」，答案絕對是「質」。除了夜晚能夠熟睡酣眠外，隔天醒來時也神清氣爽，令人湧現幹勁與活力，這才稱得上是高品質的睡眠。

然而，經常有患者問我關於睡眠的問題，其中最常聽到的就是「該睡幾小時才好」。

認爲「睡眠＝睡眠時間」的人多到異常的地步。

事實上，**「該睡幾小時才好」這個問題沒有一定的答案**。我在回答病患這個問題時，也都告訴他們「因人而異」。比起八小時睡眠，如果有人只睡六小時起床時頭腦反而比較清醒，身體狀況也比較好的話，對這個人來說，六小時就是他的最佳睡眠時間。

受到「最佳睡眠時間是八小時」的泛論束縛，有時才是造成遠離良好睡眠的原因。

睡了八小時，「還是覺得無法消除疲勞」的原因

提高睡眠品質的方法之一，就是思考如何提高「睡眠效率」。睡眠效率指的

是**上床後躺在被窩裡的時間與實際睡著時間的比例**。

醫學上，當我們在診斷睡眠障礙時，會使用「睡眠多項生理檢查」這個方法，目的是測量正確睡眠效率的數據。紀錄下一整晚的生理機能，包括睡眠狀態、呼吸狀態、心電圖、睡眠中的姿勢、腿的動作等大約十個項目。藉此診斷出「睡眠呼吸中止症」、「快速動眼睡眠行爲障礙」等，與睡眠相關的症狀或疾病。

在醫院中雖然可執行這樣的檢測，日常生活中對睡眠效率的調查卻無法達到如此精細的程度，也沒有必要做到這個地步。但只要使用四十二頁的計算公式，就能簡單算出大略的睡眠效率數據。

比方說，晚上十點上床，睡到早上六點起床，躺在床上的時間約爲八小時。扣掉半夜醒來的時間和入睡前輾轉難眠的時間，假設實質上的睡眠時間爲六小時。

將這個數據套用到計算公式裡，以「實質睡眠的六小時」÷「躺在床上的八小時」×一〇〇，得出睡眠效率為七十五％。

大幅提昇工作效率的「基準」

幾乎沒有人能達到「睡眠效率一〇〇％」。再說，如果能像嬰兒一樣一躺下來就睡著，一醒來就活力十足，身體狀況這麼好的人，也沒必要拿起這本書來看了吧。

一般人睡眠效率的及格基準是「八十五％以上」。

只要達到八十五％以上的睡眠效率，隔天一定能明顯感覺到身體狀況和工作表現往好的方向轉變。睡醒時神清氣爽，食慾大開。內臟運作良好，促進早晨排便順暢。不只如此，白天的專注力和記憶力都能獲得提昇，肯定能加快工作進

睡眠效率的計算方法

$$\frac{\textbf{實質上的睡眠時間（大略即可）}}{\textbf{躺在床上的時間}} \times 100$$

（例）

- 實質上的睡眠時間＝ 6 小時
- 躺在床上的時間＝ 8 小時

$$\frac{「6 小時」}{「8 小時」} \times 100 = 75\%$$

及格基準是「85% 以上」！

度。

高品質的睡眠，直接影響了身體狀況，也決定了職場工作者能否拿出高水準的工作表現。

舉例來說，躺在床上八小時而達成八十五%睡眠效率的睡眠時間，計算下來應該是六點八小時。

躺下來後三十五分鐘內睡著，醒來後不睡回籠覺，在三十五分鐘內起床。這麼想來，並不是絕對無法達成的目標。

如果你也苦於無法獲得良好睡

眠，請從今天晚上就開始著手計算自己的睡眠效率吧。

順帶一提，第五章將具體介紹如何找到對自己而言，最佳睡眠時間的方法。

3 職場工作者必備的「睡眠法」

職場工作者需要的是「讓大腦休息」，而不是「讓身體休息」

醫學上有各種數據資料顯示，運動選手的睡眠時間很長。比方說，足球界的頂尖足球員C羅（Cristiano Ronaldo）及梅西（Lionel Messi）。媒體曾經報導過，他們的睡眠時間都很長。

睡眠與飲食可說是運動員提高訓練效率的生命線。入睡三小時後出現的「非快速動眼睡眠」期，是生長荷爾蒙分泌最旺盛的時段。**生長荷爾蒙正如其名，除**

了有促進孩童成長的作用外，對成人來說，也是能照護受傷細胞，促進細胞修復的物質。

運動員白天從事劇烈練習，導致全身肌肉與關節產生疼痛。正因如此才更需要充足的睡眠，利用這段時間大量分泌具有修復作用的生長荷爾蒙。

如果無法攝取充足睡眠，荷爾蒙分泌失調，身體就無法順利從疲憊狀態復原。當然，大腦及精神層面的疲憊同樣也無法消除。由此可知，適當的睡眠對運動選手來說，也有防止運動傷害的效果，可避免運動中發生意外。

和運動選手比起來，現代「職場工作者」的特徵是身體雖然沒有劇烈運動，「眼睛」卻承受很大的負擔，也很容易累積精神上的壓力。

運動後的肌肉痠痛，以及血液中囤積疲勞物質而導致的身體疲憊，只要充分攝取營養與足夠的睡眠，大都能夠快速復原。然而，要讓疲倦的大腦復原，不可缺少的是深度睡眠與身心雙方的休息。大腦一旦累積過多疲勞，將會對自律神經系統和免疫系統、內分泌系統、血流及血壓等身體各方面帶來惡性影響。

換句話說，**一流的職場工作者也和頂尖運動選手一樣需要睡眠，甚至可說比運動選手更必須重視睡眠**。

我們靠睡眠消除「三種疲勞」

職場工作者的疲勞可分成三種。

第一種是「肉體疲勞」。肉體上的疲勞狀態，簡單來說就是「肌肉缺乏運動能源的狀態」。就像汽油不足的汽車，身體若處於能源不足的狀態，就無法使力，也無法運動。

疲勞物質還會在體內作怪。曾有一段時間流行「乳酸就是疲勞物質」的說法，根據近年的研究，光用乳酸來說明肌肉疲勞是錯誤的解釋。疲勞與倦怠、肌肉僵硬緊繃等症狀，事實上是由各種疲勞物質囤積而成的結果。

話雖如此，若以爲一整天都不運動，肌肉就不會造成肉體疲勞，那也是錯誤的推論。肌肉必須適度運動，否則就會萎縮，機能愈來愈衰退。**為了避免疲勞而刻意不運動身體，反而會造成容易疲倦的身體**。

此外，一直用相同姿勢坐在椅子上，也會致使固定部位的肌肉長時間處於緊繃狀態，使得疲勞物質容易囤積在那個部位。這就是爲什麼即使上班族只是坐在辦公桌前，一整天下來腰腿也會痠痛。

第二種是「精神疲勞」。精神上的疲勞來自人際關係與各種煩惱造成的負擔及壓力，也就是現代人常說的「心累」。**即使身體沒有任何問題，持續處於緊張或壓力下，整個人失去活力，這就是精神疲勞**的徵兆。

經常悶悶不樂、鬱鬱寡歡、焦慮煩躁、食慾不佳、睡不著、早上比預定時間早醒、情緒不安……以上都是精神疲勞的代表症狀。如果放著不管，有可能演變成「憂鬱症」。

第三種疲勞是「神經疲勞」。從事長時間坐辦公桌或大量用眼的精密工作，由於工作時眼部神經與大腦持續處於緊繃狀態，最後就會引發「頭部的疲倦」。

神經性的疲勞一旦持續未決，將造成注意力逐漸渙散、記性不好等後果，工作表現自然跟著低落。對持續追求良好工作表現的職場工作者來說，這或許是最棘手的一種疲勞。

「策略性的好眠」解決一切問題

上述三種疲勞彼此關係密切，若不趕緊解決，三者一旦聯手作怪，狀況將更形惡化，發展成更難消除的疲勞纏身。

舉例來說，精神上的疲勞一旦變嚴重，很有可能以心悸或強烈暈眩等身體症狀顯現。這是因爲人的心和身體的關係密不可分的緣故。

針對肉體疲勞，按摩當然是個有效的緩解方法。針對精神上的疲勞，和朋友聚餐喝酒也有助於消除精神壓力。至於針對神經性的疲勞，運動或許是個不錯的主意。

不可不知的是，**睡眠發揮的效果，具有同時消除這三種疲勞的作用**。因此，若你也已感覺到「好像有點累」，比起任何對策，最該優先採取的既不是按摩，也不是聚餐喝酒，而是立刻改善你的睡眠習慣。

第1章

給職場工作者的睡眠「新常識」

4 為何疲倦夜歸仍難以成眠？

「得快點入睡才行」正是睡不著的原因

前幾天，有個上班族來看門診，主訴睡眠問題。他的生活原則就是「刻板規律」，起床時間和就寢時間都規定得一板一眼。

「因爲想在隔天早上六點起床，最晚一定得在晚上十二點前睡著才行。」

「最近就算過了十二點也很難睡著。看到時間已過十一點半自己卻還沒有睏意，就開始擔心睡不著，陷入因爲太焦慮反而更清醒的惡性循環……」

像他這種**「對睡眠時間抱持義務感」的想法，正是好眠的大敵**。

愈是一板一眼的人，愈容易出現堅守就寢時間的傾向。愈是一心想著「非趕快睡著不可」，腦袋就愈是清醒。隔天該做的事和平日的煩惱紛至沓來，內容愈具體愈睡不著。不經意地望向時鐘，已經過了一小時，這天晚上的睡眠時間愈來愈少，糟糕，得趕快睡著才行……

這種對睡眠時間有強迫症的人，最糟糕的情況可能演變為失眠症。

為了在夜裡「昏睡」所需的運動量

在此，我想爲各位介紹一個名爲「睡眠壓」的思考方式。在外跑業務的上班族，一天下來無論身體或腦袋都已疲憊不堪。回家後拖著搖搖晃晃的身體洗個澡，上床的瞬間就「昏睡」了，下次清醒時已是隔天早晨。這種俗稱「睡成一團爛泥」的經驗，大家是否也曾有過？

白天若是活動過量，晚上就容易產生睏意，不必勉強也會很快入睡。這種自然導向睡眠的身體作用就稱爲「睡眠壓」。加強不了睡眠壓的人，就無法獲得舒適好眠。**假如不在白天提高清醒度，精力十足地度過一天，睡眠壓就很難提高**。把睡眠當作義務的人，睡不著也是理所當然。

這並非多艱澀難懂的道理，基本上就是把身體放在「睏了就睡」的自然發展下而已。

加班時，「晚上七點到九點」讓身體動起來

一般來說，上午的睡眠壓較低。隨著清醒時間的拉長以及白天活動量的增加，睡眠壓就會漸漸加強。

照理說，時間愈晚，睡眠壓的強度就會越強。不過，睡眠壓會在晚上的某個時段減弱，那就是晚間七點到九點這個時段。**這個時段又稱為「睡眠禁止帶」**，

是人體不容易入眠的時段。就算隔天必須早起，晚上九點前上床還是很難睡著的原因就在這裡。

利用晚上七點到九點這段時間做一點輕鬆的運動，爲身體累積輕微疲倦感，能夠加強睡眠壓，晚上就寢後就可獲得酣眠。最適當的「輕鬆運動」就是「走路」。舉例來說，在公司專心加班到八點三十分，離開公司後可以比平時快的腳步走兩站距離再搭電車，如此一來，回家後就能自然產生適度的睏意。

必須注意的是要避免劇烈運動，以免脈搏過度加速及滿身大汗。晚上若做了太刺激的運動，需要用更多時間來加強睡眠壓，導致入睡時間更加延後。請提醒自己放鬆身體，選擇能爲身心帶來適度疲倦感的運動。

5 睡眠沒有「標準答案」，只有「最適合你的答案」

日本的職場工作者都睡不著

前面提到，不可受困於「必須睡幾小時才對」的思考。話雖如此，還是會好奇大家到底一天都睡幾小時吧？

根據總務省統計局調查指出，平成二十三年（二〇一一）日本人的平均睡眠時間，不分年齡爲七小時四十二分，男性爲七小時四十九分，女性爲七小時三十六分。

另外，**再看不同年齡的平均睡眠時間，男女皆以「四十五至四十九歲」的年齡層睡眠時間最短**。在一般公司中，年齡落在這個區間的，往往擔任需要負起責任的地位或職務，在家庭裡也逐漸成爲一肩扛起家庭生計重擔的角色。

另一方面，根據ＯＥＣＤ（經濟合作暨發展組織）於二〇一四年進行的國際調查，比較各國人口十五到六十四歲的男女睡眠時間，發現**日本男性的睡眠時間排世界第三短，日本女性的睡眠時間則是世界最短**。

再介紹更詳細一點的研究吧。爲了釐清與睡眠及失眠有關的想法及行動，有學者以「日本、美國、法國三個國家中，三十歲以上的成人共六千九百七十三人」爲對象，展開了一項大規模的問卷調查。

結果指出，和法國與美國相比，**日本人的睡眠時間最短，對睡眠時間及睡眠品質的滿意度也最低**。此外，「每天專注力低下，有氣無力，感覺生活不充實，容易產生睏意」的情形也以日本人最爲嚴重。

從失眠者的比例來看，日、美、法三國「三十到五十九歲」的失眠人口比例都比六十歲以上高。此外，從研究結果也看得出男性比女性失眠比例高的傾向。檢視失眠者的想法及行動，可知與美、法相較起來，日本國民找專家諮詢失眠問題的比例較低，由此可知，日本的失眠患者普遍傾向獨自面對失眠煩惱。

這麼看來，日本人不僅睡眠量少質低，有失眠問題的人也總是獨自煩惱。說不定，日本正在逐漸邁向「失眠大國」。

受「八小時神話」、「睡眠黃金時段說」所困

綜觀前述與其他國家的比較，以及男女之間的差異，針對「究竟該睡幾小時才對」這個問題，結論終究還是「因人而異」。這可說是目前大多數專家的意見。換句話說，過去「一天必須睡滿八小時」的說法並不完全正確。有些人只需要睡四個半小時就神清氣爽，有些人即使睡滿八小時還是不夠。

此外，就健康管理的層面來看，過去曾經流行「晚上十點到凌晨兩點是睡眠

黃金時段」的觀念。然而，對忙碌的職場工作者來說，要在每天晚上十點上床，實在是不切實際的不可能任務。

也就是說，關於**睡眠「沒有絕對標準答案」，正因如此，重要的是不受一般論或媒體言論影響左右，而是應該掌握適合自己的睡眠時間，找出「最適合自己的答案」**。

靠「起床後十秒」，了解只屬於自己的最佳睡眠時間

想找出最適合自己的睡眠時間，第一步就是透過紀錄，將原本無自覺的睡眠化爲「可查看的數據」。和在職場上解決問題一樣，首先要將自己睡眠的問題「攤開來看」。請先著手紀錄兩星期之間的「就寢時間」與「起床時間」，先不考慮前面提到的「睡眠效率」也無妨。

總之，請在枕頭邊放置筆記本，紀錄下即將睡著的瞬間和起床的瞬間。不需

要太精密的數據，只要在大概記得的範圍內快速寫下時間即可。一天只花十秒鐘的時間，躺在棉被裡就能完成。

六十二、六十三頁的表格，是我過去的睡眠紀錄。六十二頁的是包括六日在內的兩星期紀錄，六十三頁的則是不包括六日的平日紀錄。

平日就寢時刻從晚上九點三十分到十一點三十分，起床時刻大約是五點到七點。週末假日比平日稍早就寢。平日的平均就寢時刻是晚上十點二十七分，也就是說，大概都在晚上十點半時鑽進被窩。隔天的平均起床時刻爲五點四十三分，換句話說，醒來時大約是早上六點。

平均睡眠時間是七小時十六分鐘。這兩個星期的工作表現一如往常，沒有出現嚴重失誤。身體狀況良好，白天幾乎沒有受到睏意干擾。

換句話說，從隔天的工作表現可知，我的最佳睡眠時間大約爲七個小時多一點。比全體日本人的平均睡眠時間少一點。

重要的是，這是只適用於我本身的推論結果。要是一味執著於「八小時神話」，或是被倡導短時間睡眠的書籍及周遭泛論影響，可能永遠都找不到最適合自己的睡眠時間了。勉強自己持續不適合的睡眠時間，反而可能造成身體狀況失調。**不必相信也不用找出所謂「絕對睡眠時間」，那麼做一點意義也沒有**。

也要記住「帶來健康長壽的睡眠」

此外必須說明的是，本書介紹的睡眠法特色是「能爲職場工作者提高工作表現」，關於「睡眠品質」這一點的評價標準，重點也放在「隔天是否不容易產生睏意」。試著紀錄自己的睡眠時間後，或許有些人會發現，即使一天只睡四個半小時，隔天的工作表現也不會下降。不過，現在說的都只是站在「工作表現」的觀點，若站在「維持健康」的觀點，已有數據指出**平均睡眠時間在七到八小時的人，罹患糖尿病、高血壓和憂鬱症的比例最低**。因此，在思考自己的最佳睡眠時間時，除了工作表現外，也別忘了顧及健康與疾病等要素。

作者的雙週睡眠紀錄

		前一晚的就寢時刻	起床時刻	睡眠時間
第一天	星期一	22：30	5：30	7：00
第二天	星期二	23：00	6：00	7：00
第三天	星期三	22：00	5：30	7：30
第四天	星期四	22：30	5：45	7：15
第五天	星期五	23：30	6：00	6：30
第六天	星期六	23：00	7：00	8：00
第七天	星期日	22：00	6：00	8：00
第八天	星期一	21：30	5：00	7：30
第九天	星期二	22：00	5：00	7：00
第十天	星期三	22：30	5：30	7：00
第十一天	星期四	22：00	6：00	8：00
第十二天	星期五	23：00	7：00	8：00
第十三天	星期六	22：00	6：30	8：30
第十四天	星期日	21：30	6：30	9：00
	平均	22：21	5：56	7：35
	中間值	22：15	6：00	7：30
	標準差	0：36：08	0：38：13	0：41：26

作者的雙週睡眠紀錄（只紀錄平日）

		前一晚的就寢時刻	起床時刻	睡眠時間
第一天	星期一	22：30	5：30	7：00
第二天	星期二	23：00	6：00	7：00
第三天	星期三	22：00	5：30	7：30
第四天	星期四	22：30	5：45	7：15
第五天	星期五	23：30	6：00	6：30
第八天	星期一	21：30	5：00	7：30
第九天	星期二	22：00	5：00	7：00
第十天	星期三	22：30	5：30	7：00
第十一天	星期四	22：00	6：00	8：00
第十二天	星期五	23：00	7：00	8：00
	平均	22：27	5：43	7：16
	中間值	22：30	5：37	7：07
	標準差	0：35：55	0：34：58	0：28：41

從這兩個表格看來，平日的平均睡眠時間為七小時多，週末是「償還睡眠債」的時候（請參考 P76），比平日多睡一兩個小時，確保了平均七小時三十多分鐘的睡眠。

6 以「目標睡眠」擊退疲倦

「昏昏欲睡」、「睡得香甜」、「呼呼大睡」各有其意義

測量自己睡眠的深淺有個簡單的方法。首先，請把自己的睡眠分爲「昏昏欲睡」、「睡得香甜」、「呼呼大睡」，試著以感覺的方式形容看看。

有人可能「昏昏欲睡」的時間較短，「睡得香甜」的時候較多。有人可能不需經過「昏昏欲睡」的階段，總是一躺下來就立刻「睡得香甜」。有人可能已經有段時間不知道「呼呼大睡」的滋味是什麼了……等等。就像這樣，每個人對自

己睡眠的形容都不同。

這三種形容睡眠程度的形容詞，究竟與人類大腦及身體的現象有何關聯呢？若用科學的方式來說明的話，那就是「快速動眼睡眠」和「非快速動眼睡眠」的不同。

在快速動眼睡眠與非快速動眼睡眠時，身體與大腦分別發生了什麼事，在此簡單統整於左表。

快速動眼睡眠的特徵

◎「昏昏欲睡」前的淺眠
◎ 大腦動作活躍
◎ 容易想上廁所
◎ 容易被聲音吵醒
◎ 容易做夢
◎ 記憶固定
◎ 容易遇到「鬼壓床」

非快速動眼睡眠的特徵

◎ 從「昏昏欲睡」到「呼呼大睡」的深眠
◎ 大腦和身體都得到休息
◎ 對消除壓力具有效果
◎ 分泌荷爾蒙
◎ 打瞌睡幾乎都是非快速動眼睡眠中的「昏昏欲睡」狀態

快速動眼睡眠又稱「ＲＥＭ」，是英文「Rapid Eye Movement」（急速眼球運動）的縮寫。正如其名，在快速動眼睡眠時，肌肉雖然鬆弛，眼球卻會快速朝四面八方轉動。

健康的人在進入快速動眼睡眠時，大約有百分之八十的比例「正在做夢」，甚至說快速動眼睡眠是睡眠時的做夢階段也不爲過（在極少的狀況下，非快速動眼睡眠也會做夢）。

讓應用程式與穿戴式儀器成為你的「睡眠教練」

每個人都曾有過睡得正熟時被吵醒的討厭經驗吧。如果在非快速動眼睡眠中被叫醒，醒來後留下的是完全稱不上神清氣爽的倦怠感。

另一方面，令人意外的是，即使被大音量的鬧鐘吵醒，若當下正處於快速動眼睡眠期，醒來後的感覺反而比較清爽。這是因爲快速動眼睡眠原本就淺，處於正在準備醒來的狀態。

一般來說，夜間的睡眠如六十八頁圖所示，**在經過一段深度睡眠的非快速動眼睡眠後，往往會出現快速動眼睡眠期。愈接近天亮時，為了做好醒來的準備，快速動眼睡眠持續的時間也會愈來愈長。**

最近，只要使用智慧型手機應用程式或其他穿戴式裝置，就能輕易測出睡眠深淺度。只要大致掌握深淺眠的循環週期，就能用來改善睡眠狀態，請嘗試看看。

消除「大腦與心理疲憊」的時段、消除「身體疲憊」的時段

在快速動眼睡眠期間，大腦會進行記憶整理等活動。對大腦而言，這段期間是寶貴的睡眠階段，甚至有人認爲這段睡眠期間對預防憂鬱症很有幫助。也可以說，快速動眼睡眠期間是「大腦定期維修的時段」。

人睡覺時會在快速動眼睡眠與非快速動眼睡眠間往返

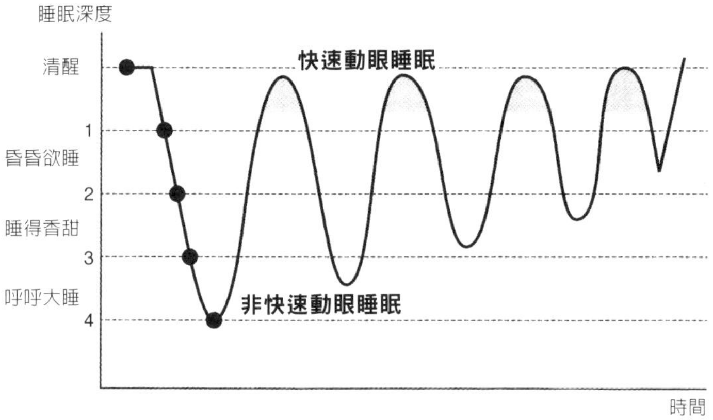

另一方面，非快速動眼睡眠期間，大腦溫度降低，機能速度放慢。同時，全身各部位都開始展開「修復」。比方說修復痠痛的肌肉，修補粗糙的肌膚，疏通停滯的血流等等。不只如此，這也是提高身體免疫力與對抗疾病的重要時段。非快速動眼睡眠期可以說是「維修肉體，消除疲勞的時段」。

也就是說，**快速動眼睡眠期與非快速動眼睡眠期，對於恢復身體、大腦、心理的疲勞，都是必要的。**

別被「九十分鐘循環神話」騙了

非快速動眼睡眠期與快速動眼睡眠期每循環一次的時間大約是九十分鐘。過去，這也被拿來當作「睡眠最好以九十分鐘為一個單位」說法的根據。

「將睡眠時間控制為九十分鐘的倍數，睡醒時就能達到神清氣爽的效果」。直到現在，抱有這種想法的人似乎還不少。

事實上，非快速動眼睡眠期與快速動眼睡眠期的循環時間也因人而異。**有人只需要八十分鐘就能完成一次循環，也有人需要花費到一百一十分鐘**。所謂的「九十分鐘一循環」只是用來大概參考的數據罷了。

就算身邊有人聲稱自己「只需要睡四個半小時，醒來後就能整天神清氣爽」，只要你自己的一循環不是九十分鐘，就無法保證你也能像對方一樣，用四個半小時睡眠換來神清氣爽的一天。

7 職場工作者的失眠有九成可靠「知識」改善

「失眠症」和「睡不著」不一樣

前幾天，一位正在職場上打拚的四十多歲上班族，來找我看門診時這麼說：「醫生，我每天都很難入眠，好像得了失眠症，請幫我想想辦法。」

明明還未接受醫生診斷，**幾乎所有為了睡眠煩惱就診的人，卻都將自己診斷為「失眠症」**。

所謂的失眠症，指的是無關當事人有沒有「想睡覺」的意願，而出現睡眠時間縮短或淺眠，造成身體或精神狀況失調的症狀，是睡眠障礙的一種。

就醫學定義來說，失眠症指的是確定「難以進入睡眠，睡眠無法持續或睡眠品質持續低落」的症狀反覆出現，患者明明有適當機會與時間睡覺，卻仍反覆出現睡眠障礙，結果連日常生活都呈現失調的狀態。

說得更簡單一點，失眠症就是**「夜晚無法安睡，使隔天生活產生障礙的狀態」**。具體症狀可分爲以下四種。

◎入眠障礙：輾轉反側，不易入睡，躺很久也睡不著。

◎中途清醒：睡眠太淺，整個晚上醒來好幾次。

◎早晨清醒：一大早就醒來，之後無法再次入睡。

◎熟睡障礙：明明睡了很久卻沒有熟睡感。

當然，正式的失眠治療請務必尋求睡眠專科的醫師協助，我想提醒的是，

「號稱失眠」或「自認失眠」，也就是**誤以為自己罹患失眠症的人實在太多了**。

「睡眠不足」不等於「失眠症」。有人可能是睡前玩智慧型手機玩太久，精神亢奮而睡不著，有人可能純粹因爲喝太多咖啡而睡不著，有人是嚴重肩膀痠痛導致睡不著，有人則是試圖在不適當的時間睡覺所以睡不著……這些都稱不上是「失眠症」，只是各種原因導致的「失眠」結果。**這裡說的「失眠」，指的是「想睡卻無法入睡的感覺」**。

職場工作者睡不著的四個原因

有失眠的感覺時，請先冷靜思考，檢視自己是否符合下面哪一項。

① 出於煩惱、焦慮等精神上的原因而睡不著。

② 出於疼痛、發癢等身體上的原因而睡不著。

③尋求超乎必要的睡眠時間導致睡不著。
④試圖在不恰當的時段睡覺導致睡不著。

符合第③或第④點的人，只要採用本書介紹的方法，調整自己的睡眠方式，多半都能獲得改善。符合第②點的人，失眠原因可能和身體疾病有關，或許是藥物的副作用，或許是用了不適合的寢具，也可能是棉被或床單上有塵蟎繁殖等等，各種原因都有。

要自行確定失眠的原因並不容易，治療失眠必須找出原因才能做出正確處置，因此，建議還是尋求醫生或專家的協助。

什麼是睡前不可思考的「煩惱」？

在前述四項中，符合第①點的人應該不少吧。這種時候，首先應該思考的是

「煩惱或焦慮的原因是否在自己能控制的範圍內」。試著整理看看吧。

如果是「和上司觀念不合」、「不知道客戶會有什麼反應而焦慮不安」、「擔心明天的股價」等「光靠自己無法解決的煩惱」，往往一煩惱起來就一發不可收拾，也造成引發失眠的因素。

煩惱與焦慮，最好只限於靠自己行動就能解決的範圍，如果不在這範圍之內，就不要去思考。唯有這樣徹底放下，才有可能獲得良好的睡眠。

服用安眠藥或助眠劑的「時機」

目前，即使沒有醫師開的處方箋，藥局也能買到市售的安眠藥。這類安眠藥的有效成分是Ｈ１受體拮抗劑，比方說，在一些抗過敏藥劑及感冒藥中也經常使用的「鹽酸二苯胺明」（Diphenhydramine Hydrochloride）等。

安眠藥對暫時性的失眠雖然有效，若是慢性失眠而每天連續服用的話，效果

就會降低。明明是憂鬱症伴隨的失眠症狀，卻在擅自判斷下前往藥局購買安眠藥連續服用，反而造成了憂鬱症的惡化，這樣的例子不是沒有發生過。因此，請各位務必避免出於自我判斷的藥物濫用。

此外，最近藥局或網路也可輕易買到褪黑激素（Melatonin）等具有助眠效果的保健食品。不過，關於褪黑激素的效果和副作用，目前尚未有充分的科學根據。

唯一能確定的是，這類保健食品絕對不是根治睡眠障礙的萬靈藥。若沒有找出睡眠障礙眞正成因，只是一味依賴保健食品，根本上的問題還是沒有解決，只會落得成爲「藥罐子」的下場。

「已經試過各種改善睡眠習慣的方法都沒有效」，到了這個階段再來嘗試安眠藥與保健食品比較好。

關於安眠藥的效果與風險，第二一二頁會有詳細解說。

8 睡眠無法「儲蓄」，但可以「償還」

週末「事先睡足覺」為何沒有用

每天努力工作到搭最後一班電車回家，導致平日持續性的睡眠不足，一到週末只好多睡一點，看看能不能「睡起來放」。會這麼想也是無可厚非的事。

然而，以結論來說，睡眠無法「儲蓄」，沒有「睡起來放」這種事。

只要舉一個有點極端的例子，各位一定就能深刻體會。一個平均睡眠時間七小時的人，即使睡了十四小時，也就是兩天份的睡眠時間，隔天熬夜時還是會覺得睏。如果「睡起來放」的「睡眠儲蓄說」成立的話，這時應該不會覺得睏才對。

此外，假設同一個人睡了整整四小時的午覺，晚上再睡三小時，明明已經睡滿七小時，隔天就眞能神清氣爽地活動嗎？不可能吧。

「零負債經營」是最強的好眠策略

沒錯，利用週末睡久一點，身體狀況確實能獲得一定程度的恢復。然而，這並不是「爲日後的體力儲蓄睡眠」，只不過是在補足之前不足的睡眠罷了。若把平日無法睡滿理想睡眠時間的狀況當作「預支」的話，週末補睡就是一種「償還」。

事實上，醫學上也有類似「睡眠負債」的概念。不過，若想一口氣償還所有睡眠負債，一到假日就睡到傍晚才起床，將會導致生活步調紊亂，對下一週的睡眠產生不良影響。

睡眠雖然能預支與償還，卻無法預先儲蓄。睡眠負債雖然可以償清，從負為零，但無法再往上累積。正因如此，養成良好睡眠習慣，保持「睡眠零負債狀態」才是最重要的事。

開會時「不小心睡著」，三次就是極限的警訊

學校上課或公司開會時在不知不覺間「不小心睡著」，各位也曾有過這種經驗嗎？這種在當事人沒有察覺下墜入極短時間睡眠的狀態，稱爲「微睡眠」（Microsleep）。當事人以爲自己一直醒著，其實有幾秒或十秒左右的時間內陷入睡眠狀態。

人醒著的時間一長，大腦就會累積「睡眠物質」。正常來說，這種睡眠物質一增多，大腦爲了休息，就會產生睏意。

然而，爲了在緊張或危機逼近的狀況下增強「非醒著不可」的意識，大腦也有壓抑睏意的機能。事實上，每個人都曾在課堂上或會議中經歷過的那種短暫睡眠經驗，正是大腦與睏意無聲戰鬥的當下。

不過，**當睡眠不足的狀態來到臨界點時，將會進入非得強制大腦休息不可的強制狀態。即使只是幾秒也好，為了讓大腦獲得休息，身體就會下意識地「睡著」**。

若上述「微睡眠」狀態頻繁出現，則表示這個人的睡眠負債已達到債台高築的地步，相當危險。

請視這種狀態爲警訊，好好確保睡眠時間，嘗試調整工作量吧。

在無意識間落入短暫睡眠的「微睡眠」，如果只發生個一兩次，那還可以不用太緊張。然而，假設是在一小時內頻繁出現多次，或是時間已拉長到無法稱爲微睡眠（成爲時間較長的瞌睡）時，那就是明顯的睡眠不足。大腦已經無法靠毅力繼續支撐，發出需要攝取睡眠的訊號了。

就算看在別人眼中，這種「不小心睡著一下」的微睡眠只是邋遢或好笑的事，**實際上卻是身體對自己發出的重要警訊**。更何況，若當下正在開車或在工廠操作機械，微睡眠的危險狀態更可能釀成大禍。

另外有一種情況是：明明已確保充足睡眠，卻依然頻頻出現微睡眠的症狀，對日常生活帶來不良影響。這種時候，你很可能已經罹患了「發作性嗜睡病」（嗜睡症）。遇到這種情形時，請務必找專科醫生諮詢。

9 管理部下的「睡眠方法」

醫師判斷「一流職場工作者」的三個問題

對在職場上擔任主管的人來說，將團隊成果提昇到最大限度，是工作上最重要的事，如何協助部下拿出最佳工作表現，也是身爲主管的人工作時不可或缺的考量。

每個人理想中的上司都不一樣，有人推崇透過不動聲色的溝通關照部下的上司，有人崇拜身先士卒，成爲部下行動表率的上司，有人願意跟著有如推土機一般開疆闢土，開拓客源的上司，有人感謝把部下的家人、也視爲自己家人關心的上司……我也來提供一種理想的上司吧，那就是「對部下的睡眠時間很囉唆的上司」。

每次有患者來門診時，我都一定會問三個問題：

「你有沒有吃好吃的東西？」

「大便多不多？」

「晚上有呼呼大睡嗎？」

換句話說，我想確認病患是否擁有「三好」——好吃、好便、好眠。根據經驗我知道，只要有這三好，就不用太擔心病患的身體狀況。反過來說，如果病患表示自己有「沒食慾」、「排便不順暢」或「晚上睡不好、難以熟睡」等症狀，我就知道背後多半有身體失調或心理煩惱的問題。

在指導年輕部下工作技巧前，先指導「睡眠方法」

「多用雙腳出去走走才能增加業績！」**這樣的激勵法，對晚上睡不好的部下來說，其實發揮不了效果。如果部下正陷入精神方面的疲勞狀態，這種激勵說不定還會成為引發憂鬱症狀的原因。**

話雖如此，現在這個時代，上司若太過涉入部下的私生活，可能會被指爲職權騷擾。因此，如果眼前有業績不振的部下，不妨先問問他「最近晚上睡得好不好？」

如果部下回答「不，其實最近一直睡眠不足……」請確認對方「睡不著的時間有多久」及「爲什麼睡不著」。

如果部下不得不縮短睡眠時間的原因是「加班」，甚至到了影響隔天工作表現的地步，上司的責任就是趕緊調整加諸於部下身上的業務量。這種時候，請和部下一起把他手頭的業務「整理成能攤在眼前的數據資料」。釐清部下的工作在哪個部分受挫，或正爲哪份業務煩惱。只要清楚業務對部下造成的負擔是什麼，就能著手討論並整理業務內容，確保部下擁有足夠的睡眠時間。如果部下出現憂鬱症或精神不濟造成的失眠傾向，也請建議部下盡早諮詢公司駐內醫師，或前往簽約醫院接受醫生診斷。

年輕人很容易在不知不覺中勉強自己，拚命過頭，或是爲了享受開心的時光而輕易犧牲睡眠時間。

如果不刻意提醒自己避免，那麼在時間不夠用的時候，人們第一個犧牲的通常是睡眠時間。比部下更早察覺這一點，提早關心部下的情況，這是爲人上司的重要工作。

我並不想否定「趁著還年輕，有體力的時候犧牲睡眠時間打拚」的想法。上司自己年輕時說不定也曾有過犧牲睡眠時間換來工作成就的經驗。然而，今後將會是生產性的時代。在我們的觀念正從過去「著重工作的量」，逐漸轉換爲「著重工作的質」時，我眞心希望所有上司都能擁有「重視好眠」的觀點。

第2章

好眠策略從睡醒的那一瞬間展開

10 夜型人清爽醒來的五個訣竅

「想早起卻怎麼也起不來。」
「醒來之後好一陣子都爬不起來。」
「再讓我在床上躺五分鐘……」

上面這些經驗，每個人至少都曾有過一次吧？

你是屬於神清氣爽地醒來，充滿活力大喊「今天也要加油！」的人，還是無精打采地醒來，擠出所有力氣才能爬出被窩的人？起床時的狀態，會對一整天的動力造成影響。

早上神清氣爽醒來的人，一整天都能過得精神抖擻，想要迎向這樣的早晨，其實有幾個訣竅。

職場工作者總「自然而然」成為夜型人

早上隨著高掛天空的太陽醒來，是人類從太古至今反覆養成的習慣。這不但是天經地義的事實，對人類的健康維持也扮演著很重要的角色。這是因爲，人體內的生理時鐘會在早晨接收陽光時重新設定，調整一天的生活步調。

相對於一天二十四小時，人體內的生理時鐘據說有二十五個小時。因此，如果放著不做調整，隨著日子的流逝，每天就會產生一小時的落差。早上沐浴在晨光中時，其實正是人體將這一小時落差撥回來的時候。

如上所述，**上午的日光有撥快生理時鐘的效果，另一方面，傍晚至深夜照射**

在身上的光線，則有延遲生理時鐘的效果。換句話說，若人體接收光線的時間不固定，早上該有的清醒與夜晚該有的睏意，都會在不固定的時間出現，導致生活步調紊亂。

相對於一天二十四小時，生理時鐘卻有二十五個小時，這也表示人的身體很容易適應熬夜。也就是說，**若放著不去調整，每個人都會很自然地慢慢發展成「夜型人」**。更進一步來說，晚睡的人若經常在深夜的便利商店等地方接收強光照射，還會加速成爲夜型人的速度，演變爲「晚睡晚起」這種對職場工作者來說，最不樂見的惡性循環。

因此，希望自己一早醒來就能精神抖擻投入工作的人，請避免晚間沐浴在明亮光線下，早晨則要刻意沐浴在陽光下，藉此重新設定生理時鐘。

刷牙時．電車內．通勤路線，都要保持在「照得到太陽的位置」

早上無法順利清醒的人，可以在睡前先把寢室窗簾拉開五到十公分。只要調整窗簾打開的程度，讓自己從起床三十分鐘前開始逐漸接收光線的變化，就能獲得在晨光中神清氣爽醒來的感覺。

相反地，對光線敏感、容易因光線而清醒的人，在太陽出來時間較早的夏季，可換掛具有遮光效果的窗簾，或是移動床的位置，讓自己在入睡時盡可能不受光線影響，才能確保充分的睡眠時間。

此外，爲了在起床後盡可能早點清醒，請記得要積極地沐浴在陽光下。建議大家無論是刷牙、化妝、吃早餐，還是用手機收發信件或讀報，都可在窗邊進行，讓新的一天在陽光伴隨下展開。還有，出門後行經的**通勤路線，也最好盡量走在陽光照射得到的地方，搭上電車之後，請站在能眺望車窗外景色的位置**。

就像這樣，早晨刻意而積極地讓自己沐浴在陽光下，身體就會確實清醒。

靠「擺放位置」增加鬧鐘十倍效果

即使不用鬧鐘或鬧鈴，也能在固定時間自然清醒的人應該不多吧？隔天有重要提案的時候、早上趕著搭飛機的時候、愈是「一旦睡回籠覺就會壞了大事！」的時候，前一天晚上愈容易因為緊張而睡不著。

在此想請問各位用的是什麼樣的鬧鐘呢？是單純的時鐘型鬧鐘，還是智慧型手機的應用程式，或者是會震天價響的大音量鬧鐘呢？

絕對不能睡回籠覺的時候，使用鬧鐘的重點不是「What」，而是「Where」。換句話說，**比起鬧鐘的種類，更重要的是「鬧鐘擺放的位置」**。

很多人只顧著在意鬧鐘種類，卻忘了思考鬧鐘擺放的位置。特地調了鬧鐘，卻放在躺在棉被裡也伸手可及的位置，當然很難拒絕再躺回去睡一次的誘惑。

我自己的習慣是把鬧鐘放在鏡子旁邊。為什麼要這麼做呢？因為這麼一來，走過去按掉鬧鐘時，我就能看見鏡子裡自己的模樣。原則上，人都很在意自己。當早晨剛醒來的自己映入眼簾時，忍不住就會去注意皮膚的光澤、髮型、眼睛浮腫的程度等外觀。**一旦大腦對什麼產生了注意力，腦部活動就會活躍起來，睏意自然逐漸消失**。

若和家人同住或有同居人，無論如何都不希望吵醒對方時，可以將手機的振動機能設定爲鬧鐘，和小鏡子一起放在枕頭邊，想辦法讓自己一醒來就能看到鏡中的自己。

為何一流人士「起床後立刻就能全力」投入工作？

前面已經說明過，人的睡眠就是不斷往返於快速動眼期與非快速動眼期之間。

早上起來，腦袋昏昏沉沉，不夠清醒的時候，就表示醒來前正好處於深層睡眠，也就是非快速動眼睡眠期。反過來說，只要能在快速動眼睡眠期醒來，由於當下大腦接近清醒狀態，就能更快打開「展開行動！」的開關。

換句話說，我們該做的就是**「推測」自己的快速動眼睡眠期，並把鬧鐘設定在那個時間**。現在很容易找到分析快速動眼睡眠期等，與睡眠相關的智慧型手機應用程式，請務必善用這些工具。

為早晨準備積極的待辦事項

早上起不來的絕大多數原因，都在於睡眠品質不良與睡眠不足。不過，「沒有期待的事」、「缺乏起床的目的」等，缺乏「誘人起床的動力」也是另一個不容忽略的原因。

在忙碌的一天開始前，請爲自己準備「只屬於自己，不受打擾的時間」，藉此提高一天的充實度與滿意度。

尚未接觸任何資訊情報的早晨，面對宛如一張白紙般的自己，這是非常寶貴的時間。可在前一天晚上預先準備好隔天早上的待辦事項，就能爲自己製造起床的良好動機。此處的重點是：**「與其選擇與工作直接相關的待辦事項，不如選擇自己認為愉快而期待的事」**。

舉例來說，可以利用這段時間準備資格考或學習語言，或許能成爲早起的正面壓力。學生時代熱愛運動，出了社會開始感到運動不足的人，不妨在早晨起床後安排三十分鐘的慢跑時間。也可以在家栽培早上開花的牽牛花等植物，享受每天早晨觀察植物變化的樂趣，成爲期待起床的動力之一。

說說我自己的例子吧。令我期待起床的動力就是享受晨起的一杯咖啡。從入睡時就開始期待隔天早上享用這杯咖啡，一到早上，預先設定好的咖啡壺自動煮好咖啡，屋內充滿咖啡香氣，躺在棉被裡聞著這股香氣的時光，就是我每天早上最期待的事。

只要離開床鋪，睡回籠覺也沒關係

雖然有點偏離正題，如果有人無論如何都無法戰勝睡回籠覺的誘惑，其實還是有些小訣竅的。

回籠覺是「睡眠深度較淺的非快速動眼狀態」，在睏意中享受溫暖被窩的滋味，因爲頭腦尚未完全清醒，早晨的陽光與周遭聲響輕柔刺激深層意識，給人一種舒適的感覺。放任自己處於這種狀態下，就像被一種難以言喻的幸福感包圍一般。

話雖如此，如果不趕快從回籠覺中起來，小則上班遲到，大則打亂一整天的預定計畫，對職場工作者來說是必須嚴格禁止的事。「糟糕！不小心睡了回籠覺！」像這樣不在自己控制下的偶發回籠覺，是絕對不能允許的事。

如果**真的很想享受半夢半醒的舒適，又不想影響之後的行程，建議可以睡一個「離開寢室床鋪的回籠覺」**。訣竅是躺在地上，或是走到窗邊拉開窗簾，製造與「正式睡覺」不同的睡眠環境。同時，必須嚴守「十分鐘」的限度，這時可利用智慧型手機等鬧鐘的「貪睡功能」（一定時間後再次響起的功能）。

如果眞的很想睡回籠覺，請先做好完全準備，策略性地享受回籠覺吧。

11 「早餐→順暢排便」啓動一日生活節奏

「早上的五分鐘廁所」讓身體從深處覺醒

從結論來說，我絕對是「推崇早餐派」。或許也有人靠不吃早餐維持頭腦的清醒。但是，站在醫學見解的角度，吃早餐還是有其必要。

原因是早餐能提高血糖值，促進頭腦清醒，幫助大腦順利運作。最重要的一點是，早餐能「促進排便順暢」，對身體一整天的運作節奏具有正面影響。

早餐後或正在吃早餐時感到肚子咕嚕蠕動，自然衝進廁所，這種經驗想必大家都曾有過。這是一種稱爲「胃・結腸反射」的生理反應。食物進入胃部膨脹，成爲信號傳導至大腸，造成大腸反射收縮，將糞便送入直腸。便意正可說是由早餐引發。

上述「胃・結腸反射」特別容易在吃早餐後強烈發生。因爲睡眠中胃部空了一整晚，睡覺期間身體機能休息，大腸運動也減緩了。這時若忽然有食物進入腹中，當然會造成強烈的刺激，令腸胃瞬間清醒。

換句話說，**早餐後是產生便意的黃金時段**。苦於便祕或不喜歡在外面上大號的人，絕對不能忽視早餐促進排便的效果。

「早餐只在咖啡店喝咖啡」是可惜的選擇

請再讓我多說一點關於早晨排便的事吧。

夜晚睡眠時，糞便於大腸中成形。即使入睡時，腸胃也沒有停止週期性的運動，努力將無法完全消化吸收的食物殘渣及腸內的細菌等，一起推進大腸深處，形成糞便。糞便最終凝固成型，從大腸裡的「S狀結腸」推送到靠近肛門的直腸，藉此引發便意，完成排便。

當睡眠時間減少或生活變得不規律，大腸內生成或累積大便的節奏就會陷入紊亂。如果又加上晚上一吃過東西立刻上床睡覺等壞習慣，早上起來時胃不舒服、腹部悶脹導致食慾不振，結果很可能錯失胃‧結腸反射發生的大好良機。

如上所述，早上不吃早餐，等於自動放棄一天之中便意最強烈的黃金時段。白天雖然也會有胃‧結腸反射發生，但是沒有早上來得強烈，忍耐一下便意就消失了。一旦被工作追著跑而沒有時間去上廁所，不知不覺中就失去排便的時機。

這種惡性循環一旦慢性化，即使糞便已運送到直腸，卻因身體對便意的感覺變得遲鈍而不知已該排便，這就是便祕的成因。

「早餐前八小時」清空胃部

前面提到的「胃．結腸反射」在每一次用餐時都會發生。不過，**用餐前胃部清空的時間愈長或食物的份量愈多，胃．結腸反射的作用就會愈強烈**。雖然不是絕對必備的條件，不妨做爲一個參考數據，在早餐與上一次用餐之間，空下八小時或許是最理想的狀態。

另外，早上醒來後，從床上起身的動作本身就能喚醒大腸運動。這稱爲「姿勢．結腸反射」（或稱起立反射或直立反射）。從床上起身的「起立動作」加上「吃早餐」，更能加速便意產生。品質良好的睡眠↓早餐↓胃．直腸反射與姿勢．結腸反射↓清爽排便↓品質良好的睡眠……請建立起這樣的良性循環吧。

不過，前提條件是必須保持健康的飲食習慣。比方說，前一天深夜吃下大碗拉麵，隔天早上又吃下大量早餐，只會造成火燒心或胃食道逆流等症狀。前面提到的「新的一天開始於前一晚」，也包括飲食的意義在內。

12 讓大腦在起床十分鐘內完全清醒的獨創排程

體溫上升，大腦就會清醒

我也曾有過苦於早上醒來時頭腦不清的時期。幸運的是，我在學醫的過程中，對這種現象的原因有了一定程度的理解，也及早學會了讓自己順利清醒的方法。接下來便爲各位介紹其中幾種。

人體的體溫分成兩種，一種是身體內部的「核心體溫」，一種是表面的「皮膚體溫」。

這兩種體溫有所差異，核心體溫會在人體從睡眠中清醒前緩緩上升，白天時保持最高狀態，維持身體的活動。到了傍晚，核心體溫又開始緩緩下降，夜晚降到最低，這就是一整天下來的體溫節奏。人體在核心體溫下降時會感到睏意，反過來說，核心體溫提高時就容易清醒。

當嬰兒眼皮沉重下垂，眼神開始渙散時，手腳溫度就會逐漸上升。這是因爲身體進入準備睡眠的階段時，手腳皮膚附近的血管擴張，和身體內部的核心溫度相比，手腳的溫度也相對開始上升的緣故。熱度透過手腳發散至外界，核心溫度就會開始下降，伴隨而來的是腦部溫度的下降，人便自然進入睡眠狀態。

和其他動物相較起來，人類大腦發達，過著白天時腦力全開的生活。**疲倦的大腦為了防止過熱當機，就會自動降低溫度取得休息，因此，睡眠的目的也可說是為了消除大腦疲勞。**

「脖子與腿根」是關鍵

從睡眠中清醒前，原本處於體溫下降狀態的身體逐漸提高體溫，做好清醒的準備。**起床後用熱水淋浴能加速核心體溫的上升，促進睡醒後的清醒度**。爲了有效提高核心體溫，可將重點放在血管較粗的部位，比方說，用熱水沖淋脖子及大腿根部。

除此之外，淋浴的水流會對皮膚造成物理性的刺激，促進有「人體活動開關」之稱的交感神經作用，更能加速清醒。還有，淋浴沖掉睡覺時流的汗，可達到身心皆清爽的效果。

「不搭手扶梯」的決定帶來夜晚的好眠

和早晨淋浴同樣值得推薦的是晨間運動。運動身體也有讓體溫上升的效果。

其中尤以早晨走出戶外，沐浴在滿滿日光下做的運動，對重新設定體內生理時鐘最有幫助。

生理時鐘一旦調整好，晚上自然會有睏意來襲，等於**早上就先為夜晚的睡眠做好準備**。

我們人體的活動節奏受到交感神經與副交感神經兩種自律神經控制。身體活躍行動時，交感神經作用增強，身體放鬆的時候，則換副交感神經作用增強。交感神經作用一增強，就會促進血液循環，消耗身體能量，提高基礎代謝。**晨間運動具有刺激交感神經，提高基礎代謝的效果**。

當然，沒必要一大早就做會讓心臟劇烈跳動的激烈運動。因爲早上身體還留有倦怠感，運動時最重要的是不造成身體的負擔。

可以躺在床上做做伸展操，也可以趁拉開窗簾的時候伸展身體，再散步個十分鐘也不錯。

花十分鐘清醒的早晨好習慣

◎ 起床
◎ 拉開窗簾時順便伸展背脊與頸部（1 分鐘）
◎ 丟垃圾時順便在日光下轉動肩膀、手肘與膝蓋關節（2 分鐘）
◎ 淋浴（3 分鐘）
◎ 吃香蕉與優格（2 分鐘）
◎排便（2 分鐘）

連運動時間都沒有的人，不妨利用平日的通勤時間多走路，放棄搭電梯或手扶梯，改以「走樓梯」的方式上下樓。

光是規定自己這麼做，就能確保相當程度的運動量，交感神經一定也會變得更爲活躍。

為沒時間的人準備的「十分鐘清醒」排程

晨起適度運動身體，運動後會產生空腹感，早餐吃來更加美味。空腹做劇烈運動會對身體造成負擔，運動前不妨先補充一點水分，或是吃一點香蕉等含有糖分的食物。接著好好吃完營養的早餐，當身體產生前述「胃・結腸反射」時，整個人已接近完全清醒的狀態。

建議大家可以像上表一樣，找到屬於自己的「早晨黃金排程」。

13 用「兩天前的睡眠不足」戰勝早上的重要提案

「提振士氣的燒肉大餐」與「半身浴」都會造成反效果

身爲一個職場工作者，一定會遇上足以左右人生的「一決勝負時刻」。因爲太想留下好成績，前一天晚上不少人都會做出「和平常不一樣的事」。

「比平常多睡兩小時，帶著清醒的腦袋去提案吧。」

「爲了增加活力，前一天晚上去吃久違的燒肉吧。」

「為了讓晚上更好睡，把半身浴的時間拉得比平常久吧。」

我很能理解各位這麼想的心情。然而，**前一天晚上做出和平常不同的事，不但無法讓自己好好熟睡，隔天還很可能產生不良影響**。冒著這種風險勉強自己採取和平常不同的生活形式，結果就是打亂生活步調，落入無法獲得充足睡眠的惡性循環。

我剛開始從事諮詢顧問工作時，在大型活動的前一天晚上也曾有過許多次難以成眠的經驗。輾轉難眠的結果，隔天總是沒好事。

重要提案的前一天，我也曾一直為簡報內容煩惱到最後一刻，熬夜反覆修改Power Point的構成順序，結果直到提案時都沒能做出令自己滿意的資料不說，還帶著睡眠不足的恍神腦袋上陣。提案時語無倫次，發表後的問答時間也無法好好回答，留下非常丟臉的回憶。

經歷過這些失敗後，我便下定決心，在大型活動的前一天晚上一定要過著與平時無異的生活，不要做任何特別不同的事，盡力維持平日步調。從此之後，我提案時幾乎不再出錯了。

「平日就寢時刻的兩～三小時前」是最難入睡的時段

「和平時不同」的代表例就是「比平時早睡」。明明已經提早鑽進被窩了，卻因爲「非早點睡著不可」的急切心理作祟，腦袋反而更加清醒，結果比平常還晚睡著，這種經驗你一定也曾有過吧？

比平日就寢時刻早兩到三小時的時段，其實是最難入睡的時段。比方說，一個平常準時十二點就寢的人，九點到十點這段時間就是最難入睡的時段。**試圖在這個時段入睡是最沒效率的事**。睡不著的時間愈久，只會產生愈多壓力。

犧牲星期一的睡眠，星期三的早晨就能擁有絕佳狀態

在這裡，我要請各位逆轉一下觀念。不是把前一天的睡眠當作爲隔天做的準備，而是進一步控制「兩天前」的睡眠時間。

舉例來說，假設在星期三早上有一個重要提案，大多數人都會採取「只要星期二好好睡一覺就行了」的思考模式吧？事實上並非如此，最好可以將時間軸拉長，從「星期一晚上」延伸到星期三早上。

換句話說，要做的是**故意減少星期一晚上的睡眠時間，讓星期二白天在睡眠不足當中度過**。

由於隔天有重要的提案，星期二白天一定會處於坐立不安的緊張感中。然而，只要刻意營造出睡眠不足的狀態，無論大腦如何激動緊張，到了晚上睏意還是自然來襲。

換句話說，利用星期二白天提高睡眠壓，當天晚上就能順利熟睡。爲了達到此一目的，就要故意犧牲星期一晚上的睡眠。

這種時候必須注意的是，提案前一天的星期二晚上就寢前，就不要再打開電腦檢查提案資料了。因爲電腦光線會刺激神經，妨礙睡眠品質。讓星期二白天在睡眠不足中度過，並且在就寢前一定做好所有提案準備，如此就能換來晚上的好眠。請各位務必嘗試一次看看。

不過，這種方法頗有「挖東牆補西牆」的味道，考慮到整體生活步調，最好不要頻繁嘗試。只有在眞正需要一決勝負的關鍵時刻，再考慮嘗試這個最後大絕招吧。

一決勝負的前一天晚上絕對嚴禁睡眠不足的原因還有另外一個。因爲睡眠是大腦整理記憶的時候，白天獲得的資訊情報只是暫時「儲存」在腦內，必須等到睡眠時才會刻入大腦皮質，眞正記憶下來。

也就是說，睡眠是固定記憶的過程，如果想在提案時口若懸河、滔滔不絕，前一天晚上就不能不好好睡一覺。唯有前一天晚上呼呼大睡，記憶才會紮實固定在大腦中，勝利也才能手到擒來。

14 「無論如何都得熬夜」時，將損耗降到最低的方法

一流人士深知熬夜「在醫學上的不良影響」

前幾天參訪某企業時，看到辦公室裡放著一個提神飲料的空箱子。我問員工：「你們都整箱整箱買嗎？」得到的回答是：「部門統一購買，冰在冰箱裡備用。」

我再問：「那眞的都有喝嗎？」得到的回答是：「熬夜到天亮的時候大概都會喝。」於是我知道，那裡大概是個熬夜加班已成常態，隔天只能撐著疲憊的身

體勉強自己繼續努力工作的職場。

我很驚訝，原來還有這麼多輕視睡眠的公司和員工。身爲一名醫師，這種情況絕對不能視若無睹。

以結論來說，熬夜是最糟糕的事。

熬夜帶來的睡眠不足，會造成睏意纏身、全身倦怠、頭重腳輕、不安焦慮、煩躁易怒等對生理及心理的不良影響。

此外，**熬夜還會造成血壓、血糖及中性脂肪數值上升，加重高血壓、糖尿病及血脂過高等生活習慣病，增加心肌梗塞及腦中風的風險**。這些論點都已經過醫學證實。

不只如此，熬夜也是免疫力衰退、感染流行性感冒及罹患癌症的誘因。醫學已證實，人在熬夜的時候，促進飽腹感同時抑制食慾的荷爾蒙「瘦蛋白」會不斷減少，而促進空腹感及促進食慾的「飢餓素」則會增加，**造成肥胖**。

睡眠不足與憂鬱症和恐慌症也有關係。在患有憂鬱症或恐慌症的情形下，如果持續失眠，自殺的可能性將會提高。

站在醫學的角度，連續熬夜的行爲，正是名符其實的「有百害而無一利」。

對於工作時依靠腦力激盪，期許自己拿出最佳工作表現的職場工作者來說，熬夜爲什麼是最糟糕的行爲，具體又有什麼樣的風險，在此整理出以下「三種衰退」來加以說明。

①專注力的衰退
②記憶力的衰退
③思考力的衰退

有過熬夜經驗的人應該已經明白了吧。這三者都是拖垮工作表現的重大因素。有什麼是不惜換來這「三大衰退」也必須熬夜達成的呢？

如前所述，對我們的大腦來說，睡眠不只是單純的休息，還和經驗或資訊情報進入大腦，轉化爲固定記憶有密不可分的關係。

既然是執著於工作表現的職場工作者，就該避免犧牲睡眠，才能讓大腦保持高水準的表現。

熬夜到天亮與「喝下一到兩瓶啤酒」的狀態相同

熬夜對職場工作者來說究竟有多可怕，除了有各種數據資料可供參考外，還可以舉以下這個簡單的例子說明。**人只要醒著超過十七小時，處理事務的能力就會衰退到和血液中酒精濃度高達百分之零點零五的人一樣差的地步**。

血液中酒精濃度要達到這個地步，需要喝下一到兩瓶啤酒，已經是無法在酒駕檢測中過關的程度。此外，熬夜到天亮的行爲會加快脈搏與心跳，使體溫上升，身體產生明顯變化，理性顯著衰退，根本就不是能好好工作的狀態。

四步驟減少熬夜造成的傷害

雖然前面花了許多篇幅舉出熬夜的壞處，對忙碌的職場工作者來說，總是會遇到不得不熬夜的時候。漫長的工作生涯中，想連一天都不熬夜根本是太不切實際的幻想。逼不得已必須熬夜的時候，不妨採用以下四個步驟因應。

若是熬夜到天亮，隔天的工作表現肯定會變差。遇到不得不熬夜的時候，**在決心「今天要熬夜」的那一刻，請立刻變更隔天的預定工作事項**。如果不在這裡做出壯士斷腕的決定，硬是把需要思考力、記憶力和專注力的工作安排在熬夜過後的隔天上午，只會受到前一晚熬夜的種種惡性影響拖累，無法提高工作表現。

盡可能減少熬夜傷害的四個步驟

① 決定熬夜那一刻，立刻變更隔天的預定工作事項，在隔天上午安排不需花費腦力的機械式工作。
② 熬夜時也要找時間小睡十五到二十分鐘。
③ 隔天，結束上午的機械式工作後，中午一定要午睡。
④ 盡可能提早結束工作，晚上回家攝取充足睡眠。

運用小睡十五分鐘，撐過一整晚

然後，把你手邊工作中**最不需要耗費腦力，也不要求工作表現的單純機械式事務，安排在熬夜過後的上午時段**。

此外，即使是在熬夜的當下，也請一定要小睡片刻，即便只騰出十五到二十分鐘小睡都沒關係。前面已經提過，大腦只有在「深層睡眠」時才能獲得休息，就算只是片刻，只要能進入深層睡眠，大腦就有機會休息。

然而，**這種時候絕對不能躺上床**。一躺上床，疲倦就會達到高峰，導致身體做出「可以正式睡覺了」的判斷。可以肯定，這一躺下去絕對爬不起來了。學生時代熬夜準備考試時，想要小睡一下而躺上床，結果一覺到天亮的後悔體驗，相信很多人都曾有過吧。

找一張可以放倒椅背的椅子，讓身體稍微後仰，以斜躺的狀態假寐即可。如果辦公室內沒有這樣的椅子，趴在桌上小睡也沒關係。不管怎麼說，請務必避免以躺下來的姿勢入睡。

熬夜隔天，結束預先安排的機械性事務後，把握午休時間再小睡片刻。這麼做的目的不是前述爲了提高下午工作表現的午睡，而是爲了「補充身體的燃料」，勉強確保下午工作不失誤，安然度過這一天。

這天下午不管再忙，也要盡可能早點結束手頭工作回家，確保晚上有充足的睡眠時間。**熬夜造成的睡眠負債，請一定在隔天夜晚償清，這是熬夜的鐵則**。

以上四個步驟，只是在逼不得已非熬夜不可時的緊急對策，請不要經常使用。

第3章

戰勝下午兩點到四點的「睡魔時段」

15 下午兩點到四點是活動「身體」與「嘴巴」的時間

睡眠不足和意外事故往往直接相關。在此介紹兩則希望大家一定要知道的研究結果。

首先是以大約八千名船員爲對象進行的「睡眠與事故相關研究」。船上若發生意外，很可能引起翻覆、海難、觸礁、原油自油槽外洩等重大事故。在這項調查中，回答「一個月發生超過兩次差點因睏意而造成重大事故的狀況」的人，佔了百分之五點五。

根據以上數字簡單計算，表示每一百個船員中，就有六個人每月當中差點二

度因睏意而引起重大事故。

第二個案例是在駕駛執照考場，以數千位更新駕照者爲對象進行的問卷調查。回答「駕駛時曾經感覺睏意」的人佔百分之四十點四，回答「曾邊打瞌睡邊駕駛」的人佔百分之二十點三，回答「曾在駕駛中打瞌睡而差點出車禍，或實際上眞的出了車禍」的人佔百分之十點四。

也就是說，**駕駛者中有約四成的人曾在駕駛時感到睏意來襲，實際上差點釀成大禍的人也高達一成**。

一個重大事故的背後是二十九次輕微意外，一次輕微意外的背後則可能存在三百件異常事態，這就是有名的「海因利奇法則」（Heinrich's law），前述研究結果正好證明了這個法則。

不同時段的瞌睡車禍發生率

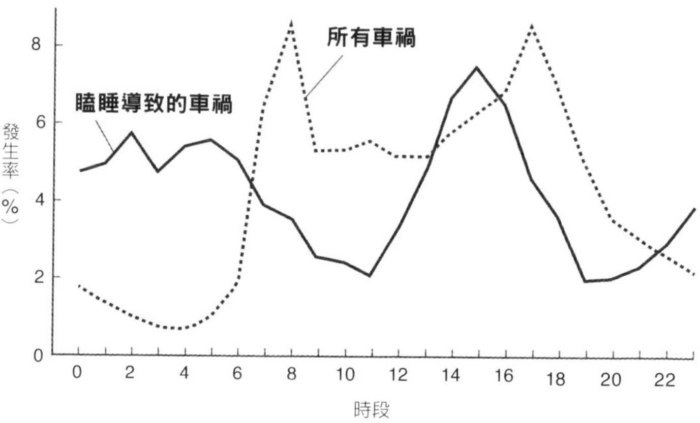

能戰勝「睡魔時段」的人，就能戰勝下午的工作

上圖顯示的是因瞌睡發生車禍的發生率與時段。實線表示瞌睡車禍，虛線表示所有車禍。

正如大家的猜測，早上與傍晚尖峰時段是最常發生車禍的時候。然而，從上圖亦可得知，**瞌睡車禍最常發生的時段卻不是尖峰時段，而是交通流量較小的時段**。發生瞌睡車禍的高峰時段有兩個，一個是從半夜到早晨的時段，另一個是下午兩點到四點。不只日本，國外也可找到類似的報告書。

這兩個時段堪稱睏意最強的「睡魔時段」，讓我們一起來思考因應睡魔時段的對策吧。

應該很多人都會在當天早上或前一天晚上事先安排當天的工作行事曆吧。在分配工作，擬定行事曆的時候，若能加入「睏意」因素，工作將會進行得更有效率。

請先將你一天的工作分成兩種：①不使用腦力的單純機械式作業，②腦力全開，充滿刺激的業務。

若是**把①的機械式工作安排在下午兩點到四點，可以說是一天之中誘發睏意的因素全部集中在一起的狀態**。站在尋求工作表現的角度看來，是最沒有效率的工作安排。

為什麼「在公司外開會」是最強對策

如果你是團隊領導或主管，請盡可能避免將會議時間設定在（下午兩點到四點）這個時段。如果非得在這個時段開會不可，爲了讓與會成員帶有緊張感，就必須花一點心思促使衆人積極發表意見才行。

請刻意將需要移動的工作安排在這個時段吧。無論是坐在辦公桌前盯著電腦看，或是閱讀書面文件資料，這類偏向「將資訊情報置入大腦」的業務都很可能誘發睏意。安然度過睡魔時段的訣竅，是在這個時段安排能活動「身體」與「嘴巴」，「向他人輸出資訊情報」的工作。

舉例來說，**走向影印機影印、離開公司跑業務、前往其他部門聽取意見、不搭電梯而改以走樓梯的方式在樓層間移動，或是乾脆站著開會**。在公司外面開會、和上司或高層對話等會促進緊張感的方式也很有效。

16 一流人士就算不睏也會午睡

吃過午餐後，因爲睏意來襲的緣故，往往會有短暫的時間精神無法集中在工作上，虛耗一段工作表現較差的時間。這應該是多數職場工作者的共通煩惱吧。我自己也曾好幾次被這問題「擊敗」過。

如前所述，睏意來襲的時段，多半集中在「下午兩點到四點」之間。如果用醫學的角度來說明，其實有兩個原因。必須先釐清這兩個原因，才能繼續思考對策。

即使中午只吃「八分飽」，也無法阻止睡魔來襲

從以前我們就常說「吃飯要吃八分飽」，這是有明確原因的。人體只要一進食，具有促進清醒作用的荷爾蒙「食慾素」（Orexin）就會受到抑制。換句話說，一吃東西「清醒力」就會下降，變得愛睏想睡。

說得具體一點，進食促進血糖值上升，食慾素才會受到抑制。反過來說，食慾素的分泌會在空腹狀態下增加，**睡前若處於極端空腹的狀態，會使精神愈來愈好，結果導致睡不著**。

你是不是也有過這樣的經驗？明明因爲太忙無法好好吃飯，卻不知爲何精神反而振奮起來，工作進展神速。事實上，其中有很大一部分的原因來自食慾素引起的「清醒作用」。

此外，食慾素有增進食慾的作用，也能促進身體消耗能量。早中晚三餐都在固定時間進食並好好咀嚼的話，食慾素的分泌就會增加。換句話說，**在固定的時**

間用餐並好好咀嚼，還能達到幫助減肥的效果。

只要保持固定步調的生活，每個人一天當中都會經歷兩次睏意高峰期。最大的一次高峰期落在清晨兩點到四點，這也是睡眠進入最深層的時段。第二大高峰期則落在下午兩點到四點之間。

除了「因爲吃了東西所以想睡覺」之外，人體也無法逃開晝夜節律的影響，每逢午餐後的時段，睏意總是會自然來襲。

或者這麼說吧，**在「荷爾蒙均衡」與「晝夜節律」這兩個因素的雙重影響下，午餐後的下午兩點到四點這個時段，身體原本就很難避免產生睏意的生理現象**。

想盡力維持白天工作表現的職場工作者能夠怎麼做呢？首先，爲了不過度抑制食慾素的分泌，用餐時請隨時提醒自己「吃八分飽」。此外，若不管怎麼做還是覺得睏的時候，鼓起勇氣放下手邊工作，讓身體依順生理時鐘的安排，睡一定時間的午覺會是最有效果的方式。

就算會讓人覺得工作不用心，爲了達到提高工作表現的目的，請大家一定要認眞思考「上班時間睡午覺」的效用和方法。

用二十五分鐘的「投資」換來完全清醒

我自己就是個頻繁午睡的人。沙發上、辦公桌上、廁所裡、電車中、醫院病床上……選一個不會被看到的地方，毫不猶豫地睡午覺。即使前一天晚上已有充足睡眠，我還是會午睡。這幾乎已經是每天的例行公事。

或許很多人認爲「上班時間睡覺很不應該」，我倒是認爲，**放任身體與頭腦在疲倦狀態下繼續工作，導致工作表現低落，這才是不應該也不專業**的事。午睡並非疏於自我健康管理的惡補行爲，而是爲了提高下午工作表現的積極行動。

採行策略性的午睡時，請將時間控制在二十五分鐘內。實際上睡覺的時間應該只有二十分鐘，剩下的五分鐘是用來恢復清醒，以便立刻投入戰場的所需時間。

睡眠一超過二十分鐘，大腦就會自動切換為熟睡模式，這麼一來，午睡起來之後恐怕仍會出現慢性的睏意。午睡時間太長也是造成生理時鐘紊亂的原因之一，嚴重的話會導致生活日夜顛倒，帶來更多不良影響。

午睡後的五分鐘，不妨用冷水洗臉，和身邊的人交談，或者爬樓梯上樓，直到完全清醒爲止。因此，清醒前的這五分鐘也必須算進午睡的合計時間內。另外，如果是趴在桌上午睡，可以事先準備濕毛巾放在眼前，醒來時立刻可以用。

「被周遭的人看見怎麼辦」、「總覺得有愧疚感」……這些多餘的思考都會令午睡效果減半。只要自己知道「午睡是爲了不讓下午的工作表現變差」，並且做好完全準備，就可以大大方方午睡了。

此外，如前面也曾提及的，「睡眠無法預先儲蓄」，若認爲午睡是「先睡起來代替夜晚的睡眠」那可是大錯特錯。**執行午睡習慣的最重要目的，只是「藉由短暫睡眠獲得休息，提高下午工作表現」**。

話雖如此，要在日本職場上午睡，或許需要兩種勇氣。一種是「中斷手邊工作的勇氣」，一種是「不忌憚閒言閒語的勇氣」。

要知道，即使是忙到連休息時間都沒有的人，一到下午兩點還是會進入「睡魔時段」，無論如何都會遭到睏意襲擊。**一邊抵抗睡魔一邊工作，只能說是無謂的努力**。

如果你已經站在管理部下的立場，爲了提高部下的工作表現，請做個鼓勵午睡的上司吧。

超過三十分鐘反而會導致工作表現嚴重低落

再多說一點關於策略性午睡的活用方法吧。

人睡覺時會在快速動眼睡眠與非快速動眼睡眠間往返

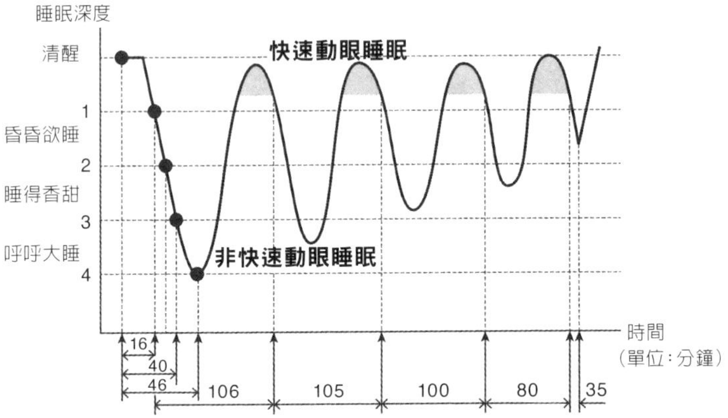

前幾天，我和一位每天都會睡午覺的四十幾歲男性上班族談了一些話。他的公司鼓勵員工午睡，他也為了提高下午的工作表現而積極運用在辦公桌邊午睡的技巧。

問題是，就算原本只打算睡二十分鐘午覺，有時他還是會忍不住睡了將近五十分鐘，直到同事用力拍他肩膀才醒來。醒來之後好一段時間精神渙散，無法集中在工作上。

請看六十八頁也曾介紹過的上圖。午睡是假寐的一種，**一般來說，假寐的時間一超過三十分鐘，就很可**

能進入非快速動眼睡眠期的深層睡眠階段，也就是圖表中的第三階段，有時甚至會進入第四階段的更深層睡眠。

一旦進入這個階段就無法輕易醒來，醒來後也會因爲睏意纏身而更加疲倦。這種現象稱爲「睡眠慣性」。

人在睡眠中會釋放各種腦波，以頻率較低的腦波成分（慢波成分）爲中心時爲「慢波睡眠」（Slow Wave Sleep）。圖示中的第三及第四睡眠階段就屬於慢波睡眠，也是所謂的「深層睡眠」。

一般人夜晚睡眠的特徵是前三分之一時間經常出現慢波，隨著年齡增長則逐漸減少。這和年紀愈大、睡眠愈淺也有關係。

若是維持在三十分鐘內的假寐，這段時間就不容易包含慢波睡眠在內，醒來之後也比較不會陷入睡眠慣性。

另一方面，超過三十分鐘的假寐因爲已經踏入慢波睡眠的領域，醒來後容易陷入較強的睡眠慣性。

通常，入睡一到三小時後的時間正好處於深層睡眠的中心，如果在這個時間忽然被吵醒，身體往往會感覺十分倦怠。相信不少人都曾有過這樣的經驗。前面提到那位男性職場工作者遇到的情形正是如此，因爲受到睡眠慣性的影響，從午覺中醒來後仍精神渙散，無法專注在工作上。

此外，睡眠深度第三與第四階段，在一天中出現的時間數幾乎是固定的，若白天不小心進入深層睡眠，晚上睡覺時深層睡眠減少的可能性就會相對增加。

放倒公司車的椅背呼呼大睡吧！

年輕人或自認容易進入深層睡眠的人要特別注意了。年輕人從入睡到進入深層睡眠所需的時間較短，入睡三十分鐘就已進入深層睡眠的可能性很高。因此，

年輕人的午睡最好徹底嚴守「二十分鐘內醒來」的原則。

此外，如果是開車四處跑業務的人，不妨**將汽車座椅的椅背放倒，在車內小睡二十分鐘，光是這樣就能達到十足的改善效果**，醫學上也有數據能夠證實。不過，即使只是淺層睡眠，醒來後還是會留下少許睡眠慣性，請避免睡醒後直接開車，最好先下車散散步或喝飲料，等意識完全清醒後再重新上路。

17 喝咖啡擊垮睡魔的方法

藉由咖啡因消除睏意的機制究竟是什麼？

大家都知道咖啡或提神飲料中含有的咖啡因，具有提神醒腦、消除睏意的效果。在此便以咖啡因能抑制睏意爲前提，傳授幾招善用咖啡因的方法吧。

其中一項重點是，**咖啡因能阻絕一種叫做「腺苷」（Adenosine）的抑制性神經傳導物質發揮作用**。腺苷最具代表性的作用有以下五種：

腺苷原本的作用

①促進睡眠的作用
②降低心跳脈搏速度的作用
③引發疼痛的作用
④促進血液循環的作用
⑤降低腎臟血流速度的作用

攝取咖啡因

為了阻絕腺苷的作用……

↓抑制睏意
↓提高心跳脈搏速度
↓減輕疼痛
↓緩和血液循環
↓容易產生尿意

首先，咖啡因能阻絕腺苷的「①促進睡眠的作用」，發揮清醒效果。咖啡因本身並非具有提神作用的物質，換句話說，**「攝取咖啡因提神」的原理是透過咖啡因人工阻絕自然產生的睏意**。咖啡因的作用是瞞騙大腦，使大腦沒有注意到自然產生的睏意。

只喝兩三杯咖啡雖然不會有太大影響，若咖啡因攝取過剩的情形慢性持續，會造成大腦對清醒及睡眠節奏的錯亂。自然的睏意不再於自然的時間來臨，可能會形成失眠症。

爲預防這種情形發生，在此介紹幾項攝取咖啡因時的重點。

比起冰咖啡，最好選擇熱咖啡

首先，大家知道熱咖啡和冰咖啡相比，哪一種咖啡因較快展現效果嗎？答案是熱咖啡。冰咖啡的低溫會造成小腸黏膜與毛細血管收縮，延緩身體對咖啡因的吸收。同時，**冰咖啡的咖啡因在血中濃度的上升速度，也比熱咖啡慢了一點**。如果希望咖啡因能儘快發揮作用，建議還是喝熱咖啡。

「九點、十二點、下午三點」的三杯咖啡，是最強的咖啡因策略

此外，血液中的咖啡因效果減弱，也就是**濃度減到只有最高數值的一半時所需的時間（半衰期），以健康成人的情形來說，大約是兩個半小時到四個半小時**。不過，半衰期的時間也會隨年齡和身體狀況產生變化，年輕且身體健康的人可能會提早一到兩小時，吸收速度較遲的高齡者則大概是四到五個小時。

由上可知，與其接連不斷地牛飲咖啡，不如等到咖啡因的血中濃度降低時再喝，才是攝取咖啡因最有效率的方式。

順帶一提，攝取咖啡因會令人頻尿的原因是什麼呢？

尿液由腎臟製造，前面提到的腺苷作用之一「⑤降低腎臟血流速度的作用」，在攝取咖啡因後受到抑制，朝腎臟流去的血液隨之增加。**血液不斷朝腎臟流去，腎臟便不斷製造出新的尿液，造成頻繁的尿意**。

換句話說，睡前攝取咖啡因除了阻絕睏意之外，還會令人睡著後增加起床如

廁的次數，更加拉低了睡眠品質。

同時，咖啡因也有促進腸子蠕動的作用，容易引起腹痛與腹瀉。腸胃不好的人，最好避免過量攝取咖啡因。

各位應該也聽說過咖啡因有「強心作用」的說法吧。這和腺苷作用之一「②降低心跳脈搏速度的作用」有關，這個作用在攝取咖啡因後受到抑制，心跳脈搏加速。在這種強心作用的影響下，心跳加快、血管收縮、血壓也可能會上升。有些人喝太多咖啡會心悸，原因就在於咖啡因的強心作用。

患有恐慌症、焦慮症以及容易緊張的人，若不小心攝取過量咖啡因，很可能引發心悸與心跳加速的症狀，請多加注意。

提高下午工作表現的飲料排行榜

那麼，攝取咖啡因和前面提到的二十分鐘午睡，哪一種的提神效果比較好

咖啡因含量排行榜

	咖啡因含量 （每 100ml 內含）
巧咖可樂（Scho-Ka-Kola）1 盒（巧克力）	200mg
玉露	160mg
Estaron Mocha 1 錠	100mg
咖啡	60mg
力保美達	50mg
YUNKER	約 50mg
紅牛能量飲料	約 32mg
抹茶	32mg
紅茶	30mg
可可亞	30mg
煎茶	20mg
烏龍茶	20mg
焙茶	20mg
玄米茶	10mg
番茶	10mg

作者根據日本文部科學省「日本食品標準成分表」改寫製作

呢？曾經有人做過這個耐人尋味的實驗。

實驗結果發現午睡的效果獲得壓倒性勝利。請各位一定要記住，**比起攝取咖啡因，只要稍作午睡就能趕跑睏意**。

一四三頁爲各種提神食品飲料的咖啡因含量一覽，請參考。

第4章

前一天晚上養成的習慣，促成隔天最佳工作表現

18 不妨礙好眠的「收尾」及「深夜進食」

聚餐喝酒後想吃拉麵的科學根據

喝了酒，食慾大開，結束酒酣耳熱的聚會後，忍不住想吃個東西「收尾」的心情，我非常能夠理解。尤其對很多人來說，這時最好能來上一碗拉麵。

追根究柢，爲什麼喝完酒之後，總是會想吃拉麵收尾呢？

事實上，我們的生理機制在這裡發揮了很大的影響。黃湯一下肚，肝臟就會開始分解酒精。這時，分解過程所需的糖分就會從血液中消耗。血糖值一降低，就會產生飢餓感。

如果只是想提高血糖值，也可以吃大福麻糬或糖果等甜食。不過，**肝臟在分解酒精時消耗的不只是葡萄糖，包括鉀、鈉、胺基酸與鋅、維他命群在內的各種營養素也會減少**。而拉麵，尤其是豬骨湯頭或海鮮湯頭的拉麵裡，正好綜合了這些物質，身體自然渴望起味道濃厚的拉麵。

此外，收尾的這碗拉麵也默默肩負起展現職場工作者「社交性」的任務。只要知道哪裡有好吃的拉麵店，在同事之間的評價就會提高。原本人數眾多的聚會，在轉移陣地到拉麵店後，也有機會和少數人推心置腹交談。當然，也有人喜歡在每次聚會結束後，獨自前往固定的拉麵店，待在熟悉的老地方思考聚會時提及的話題內容。

不過，聚會完能不能忍住不吃這碗拉麵，將會大大左右隔天的工作表現。以下我想從三個觀點探討深夜進食對「睡眠」造成的影響，以及帶給身體的負擔。

對睡眠帶來不良影響的兩種「深夜飲食病」

爲了消化食物，胃液含有強烈的胃酸。胃酸若從食道逆流，則會引起食道發炎，這就是我們常聽到的疾病──「胃食道逆流」。胃食道逆流最具代表性的症狀，就是酸液從胃部湧上來，持續「火燒心」的不舒適感。**深夜進食是促進胃酸分泌，引發胃食道逆流的原因之一**。

食道和胃不同，黏膜保護的作用較小，容易被強烈的胃酸侵蝕而發炎，引起胸悶、胸痛等症狀。大約有一成的日本人患有胃食道逆流。

食道與胃的分界有著名爲「下食道括約肌」的肌肉，平常靠這條肌肉縮緊食道與胃部的交界處，防止胃液逆流進食道。然而，吃了太油膩的食物之後，下食道括約肌會因而鬆弛，無法阻擋胃液通過食道與胃的交界處，造成胃液逆流、食道發炎的症狀。

聚會續攤結束，吃完深夜裡的拉麵回家後，就這樣橫躺上床睡覺的話，胃酸便會逆流回食道，容易引起火燒心、胃泛酸（酸液從口中嘔出的現象）等症狀。

另外，飲食過量、飲食時彎腰駝背姿勢不良、腰帶繫得過緊、體型過於肥胖等等，都會加重對腹部的壓力，成爲引發胃酸逆流的原因。附帶一提，**以趴臥的姿勢睡覺會對胃部造成更大的壓迫**。

飲食過量，腹部鼓脹，再加上火燒心、胃泛酸等胃食道逆流的症狀，肯定會讓睡眠品質低落。從醫學案例看來，**患有胃食道逆流的病患中，約有半數同時抱有某種睡眠障礙**。由此可知，胃食道逆流和睡眠障礙之間有一定程度的關聯。

晚餐一定要在「就寢三小時前」吃完

吃完立刻睡覺，會加重胃、小腸和大腸等消化器官的負擔。此外，睡眠中脈搏與血壓下降，流向消化器官的血液受到抑制，胃腸的蠕動也會變得遲鈍。

爲了維持隔天的良好工作表現，就寢前三小時最好不要吃東西，在那之前吃的**食物也以盡量減少油膩，吃八分飽為最理想**。如此一來，消化變好，又能控制攝取的熱量，對減肥也很有效。

只要有「這個」就能滿足口腹之慾

空腹令人睡不著，睡前無論如何都得吃點東西塡飽肚子，一定也有這樣的人吧。這種時候，建議吃**脂肪含量低的優格**、**熱牛奶**、**稀飯**、**烏龍麵和香蕉**等食物。這些都是容易消化吸收，也不用花太多時間準備的東西。

睡前絕對不能吃的，是包括拉麵、牛丼和洋芋片之類的點心，因爲這些食物脂肪含量太高。此外，咖哩等加入許多辛香料，口味刺激的食物也在禁忌名單中，這些食物會造成消化器官的負擔，妨礙睡眠。

作者某天的「分食」時間表

12：00	午餐
17：00	在辦公桌邊吃飯糰、杏仁果、起士（用一隻手拿著吃就可以，可以不用離開辦公桌）
21：00	吃起士、優格、香蕉，喝果菜汁（走路去便利商店購買這些食物，還可以順便轉換一下心情）
23：00	下班
24：00	喝熱牛奶
01：00	就寢

深夜加班時建議「分食」

有些人工作非常忙碌，實在抽不出時間早點吃晚餐。我建議這樣的人可以「分食」，就是將一餐分成兩次吃。在預見今天一定會加班到很晚的時候，就先提早決定一個時間，吃點簡單的東西果腹。這麼一來，午餐和晚餐之間的間隔才不會拉得太大，避免夜裡終於有時間吃晚餐時忍不住「暴飲暴食」。

舉我自己的例子來說，發現今天得工作到晚上十一點，也忙得沒什麼時間去吃晚餐時，就會像上表這樣分開來吃。

這樣的飲食方式若每天持續當然會出現問題。不過，爲了避免空腹及低血糖影響工作表現，偶爾還是值得這麼一試。

如果**加班到晚上十一點之後才吃晚餐，不但會對腸胃造成負擔。還有可能引起胃食道逆流，妨礙睡眠。由於飽腹感會殘留到隔天早上，結果又影響了隔天吃早餐的食慾**。只不過是吃一頓遲來的晚餐，卻必須付出這麼長一段時間的代價。

不用勉強自己，也能戒掉「收尾」的拉麵

深夜暴飲暴食或吃宵夜的行爲，形同鞭打即將進入睡眠模式的內臟，強迫它們工作，讀者讀到這裡大概都能明白了吧。

話雖如此，要拒絕拉麵的誘惑實在不是一件簡單的事。在此我想推薦從「三

中選一原則」開始做起。也就是說，給自己定下原則，「三次聚會中只能選一次吃拉麵收尾」。只要像這樣事先決定好，就不用每次都強迫自己忍耐，心情也會比較輕鬆。

和吃拉麵收尾的那次比起來，沒吃的那兩次，隔天身體狀況明顯比較好。於是漸漸地，三中選一變成四中選一、五中選一，在不勉強自己忍耐的狀態下慢慢改變，總有一天就不會再受拉麵誘惑了。

爲了讓自己隔天早上在舒適愉快的狀態下清醒，請先在做得到的範圍內著手改變夜晚的飲食習慣吧。

19 宿醉對策

雖然近年來很多年輕人不喜歡參加聚餐，對職場工作者來說，「聚餐」仍是生活中不可或缺的娛樂活動之一，這也是毋庸置疑的事實。

然而，無論多麼愛喝酒的人，還是很難避免「宿醉」。宿醉會讓隔天工作表現失常，身爲職場工作者，放任自己宿醉是不及格的行爲。

我並非要各位犧牲聚會的樂趣，只要花一點心思下一番工夫，還是有既能享受喝酒樂趣，又不會降低隔天工作表現的方法。

「先喝水或碳酸飲料」，可避免宿醉

在喝酒的時候，別忘了隨時提醒自己同時也要喝水，光是這樣就能有效防止宿醉。供應威士忌或伏特加等烈酒的酒吧都會提供名爲「chaser」的清淡飲料（譯註：爲了沖散烈酒嗆辣口感的果汁、汽水或礦泉水），不管點哪一類酒，只要養成同時點一杯「chaser」的習慣就行了。

喝酒時同時喝水有三個好處：

◎降低血液中的酒精濃度，醒酒醒得快。

◎適度補充因酒精利尿作用而流失的水分。

◎沖掉殘留口中的酒精成分，保持口感清爽。

日本人在喝酒的場合，往往一坐下來就說「不管怎樣，先給我來杯啤酒」，請把這個觀念置換爲「先來杯水」吧。**喝多少酒就喝多少「chaser」，用同等份量計算即可**。

特別容易喝醉或宿醉時

有時明明喝的酒不多，按照平日的酒量絕對不算什麼，結果隔天還是宿醉了。幾乎沒有例外的，喝酒的這天一定是身心都非常疲倦的時候。

肝臟分解酒精的方式是這樣的。首先會用「醇脫氫酶」（ＡＤＨ）或其他酵素將酒精分解爲乙醛。乙醛正是造成宿醉的有害物質，會引起臉色潮紅、心悸、噁心想吐、頭痛等症狀。

接著，在「乙醛脫氫酶」（ＡＬＤＨ）的作用下，乙醛還會被進一步分解爲無害的乙酸。乙酸被血液帶往全身，最後再分解爲水和二氧化碳，成爲汗水、尿液或呼氣排出體外。喝酒後呼吸散發酒臭的原因就在此。

肝臟功能不佳時，上述一連串分解作用就會進行得比較遲緩。**肉體疲勞時，肝臟肯定會跟著疲勞**。過飲過食、睡眠不足、壓力、過勞等日常生活中的任何一種身體負擔，都會造成肝臟疲勞。

功能衰退的肝臟將無法充分達到「解毒」作用，無法順利代謝體內發生的有害物質，也無法順利將有害物質分解爲無害物質，使得毒素容易累積體內。

不只如此，肝臟是與腹部內許多主要臟器相連的器官，因此，**肝臟功能一衰退，將很容易導致全身疲勞**。尤其是睡眠不足、正在生病或大病初癒時，肝臟都處於疲累的狀態。另外，**出差回來或跑完一整天業務時，及劇烈運動後等場合，也會增加肝臟的負擔**。

肝臟是平時就很忙碌的臟器，既要忙代謝又要忙排毒，可以說是忙得不可開交，若再加上睡眠不足或生病影響，就更是雪上加霜了。連排出體內老廢物質都無法順利進行，肝臟負擔愈來愈重。這就是肝臟機能衰退的原因。

除此之外，若壓力造成交感神經緊繃，負責運作肝臟等內臟的副交感神經也會無法順利運作，肝臟陷入混亂狀態，難以達到正常功能。這可說是肝功能衰退的遠因，長久下來也會導致肝臟機能衰退。因此，原則上疲倦或睡眠不足時，絕對嚴禁喝太多酒。

用運動飲料和糖分迅速恢復清醒

宿醉嚴重時，一整天往往就這麼浪費掉了。然而，即使是這種時候，也還有可以努力做的事。首先，起床後請記得喝運動飲料補充水分。因爲宿醉時體內水分流失，身體多半呈現輕微脫水狀態。

比起喝普通的水，建議攝取身體更容易吸收的運動飲料。咖啡和茶則要盡量少喝，因爲咖啡和茶含有利尿的咖啡因，好不容易補充了水分，結果又會立刻排出，事倍功半。

除了補充水分之外，也請積極攝取糖分，因爲糖分利於分解乙醛。宿醉時食慾不振，內臟負擔也大，建議食用蘋果、香蕉、果凍、白粥等對胃負擔較小的食物。

從星期五晚上喝到星期六，導致整個假日都在宿醉中度過的人，最好安靜休息什麼都不要做。這時的重點是平躺——讓身體與心臟保持相同高度。由於負責代謝酒精的內臟是肝臟，這麼做是爲了讓**代謝所需的血液能更快往肝臟集中**。還有，暫時不要從事會流大量汗水的運動或泡澡，以免加重脫水症狀。

20 必須立刻戒除的睡前「壞習慣」

下面五點是職場工作者容易犯下的「睡前壞習慣」——

①躺在床上滑手機。

②睡前攝取咖啡因。

③在回家的電車上「不小心睡著」。

④到家前順便繞去便利商店。

⑤晚餐暴飲暴食。

這五項壞習慣的共同特徵，就是早已理所當然地深入職場工作者的生活，想戒也很難戒掉。讓我們一起來思考這五個壞習慣對睡眠的不良影響，以及該採取何種對策。

洗好澡時的「睏意」，就是收起智慧型手機的訊號

最常聽人說的，就是智慧型手機散發的「藍光」會對睡眠造成妨礙。夜間置身於含有大量藍色波長（四六〇～四七〇nm）的環境下，會抑制引發睏意的褪黑激素分泌，也會抑制體溫下降，這是科學上已有確證的論點。

以因應對策來說，最重要的是「一出現睏意就不要再玩手機」的觀念。若是不惜對抗睏意也要繼續玩手機，刺激身體的不只是藍光，連手機訊息或應用程式內容都會對腦部造成刺激，結果就是愈來愈清醒。**最理想的做法是睡前兩小時直**

接關閉智慧型手機電源。

還有一點值得注意，智慧型手機的藍光具有比一般光線更大的能量，近來已有醫學論點指出，藍光可能會使眼睛罹患阻礙視線的「黃斑部病變」。

「下午五點前」喝的咖啡和「下午五點後」喝的咖啡

很多人喜歡喝咖啡，咖啡因的提神醒腦作用在一三八頁已經說明了，相信大家都已理解，睡前喝咖啡絕對會妨礙睡眠。

身體攝取咖啡因後，一般需要花上兩個半小時到四個半小時的時間，血液中的咖啡因濃度才會變淡。不過，時間的長短當然也因人而異。在此建議各位不妨**以時間制定規則，比方說規定自己「傍晚五點之後不喝咖啡」，並確實遵守**。

熱愛咖啡，傍晚之後還是想喝的人，可以試試無咖啡因咖啡。我自己就很喜歡喝咖啡，試過幾種無咖啡因咖啡，風味與苦味確實遜於一般咖啡。然而，考慮到不會妨礙睡眠的好處，以我個人來說，還是寧可享用無咖啡因咖啡就好。

加班之後不要順路去便利商店

便利商店的燈光非常明亮，亮度通常超過二五〇〇勒克斯（lx）。下班回家途中或就寢前，如果前往住家附近的便利商店買東西，受到店內明亮光線的刺激，可能導致褪黑激素不容易分泌，延緩入睡時間。

尤其是**站在店內閱讀雜誌等，長時間待在便利商店裡，除了受到光線刺激外，雜誌內容也會刺激大腦，使大腦變得清醒。因此，夜間前往便利商店可以說是絕對嚴禁的行為**。

便利商店裡刺激食慾的食物與雜誌的誘惑，可能會打亂回家後的生活步調。即使沒有特別想買的東西，每天下班回家路上仍習慣繞道便利商店的人，爲了獲得更良好的睡眠，請務必考慮戒除這個習慣。

在電車裡「不小心睡著」，會破壞一切好眠策略

結束一天工作，筋疲力盡搭上電車的夜晚，忍不住就在車上打起盹來。萬一運氣好正好有座位，更可能一不小心呼呼大睡。

可是，這也是最好盡量避免的行爲。

一旦在回家電車上陷入熟睡，回家後進入寢室時往往輾轉難眠。如此一來，**固定的睡眠步調被打亂，隔天早上起床時頭腦不清醒，在上班的電車上又打起瞌睡，到公司後帶著倦怠感展開一天的工作，形成一連串的惡性循環。**

因此，即使有點睏，搭電車回家時請盡可能不要睡著，如此才能提昇夜晚的睡眠品質。

在電車內「不小心睡著」時，難保不會睡得張大嘴巴不省人事，一路睡到終點站才被站務員叫醒。

換句話說，在電車上睡著也會面臨東西失竊、坐過站、不得不搭計程車回家

等社會經濟方面的風險。

「睡眠不足的人容易發胖」，這是真的嗎？

一般來說，晚餐或宵夜的過食容易造成肥胖，這是大家都知道的常識。不過，這裡也有個顯示失眠和肥胖之間關聯的有趣研究。

以健康成年男性爲對象，調查「睡眠時間」及「與食慾相關的荷爾蒙」之間的關係時發現，睡眠時間愈短，抑制食慾的荷爾蒙「瘦蛋白」（Leptin）分泌愈少，促進食慾的荷爾蒙「飢餓素」（Ghrelin）分泌則會增多。

瘦蛋白會對下視丘飽腹中樞產生作用而達到抑制食慾的作用，若瘦蛋白分泌失衡，恐怕會造成過食或攝取過多脂肪的結果。

飢餓素和瘦蛋白正好相反，是一種促進旺盛食慾的荷爾蒙，飢餓素分泌愈多，就會愈想吃更多東西。

換句話說，**當睡眠時間太短，連續睡眠不足時，大腦抑制食欲的機制就會失控，食慾爆增**，造成容易肥胖的結果。

聽到我這麼說，說不定有人會認爲「可是清醒的時間這麼長，消耗的熱量應該也會增加，反而不容易發胖吧？」

然而，請思考一下，連續性的睡眠不足會使人在白天精神不濟，懶得行動，身體的活動量自然降低。**在荷爾蒙失調與白天活動力降低的雙重打擊下，身體只會更容易發胖**。

此外，人一肥胖起來，睡眠時就容易罹患「睡眠呼吸中止症候群」，這是衆所周知的事。

這種疾病會造成睡眠時暫時性的停止呼吸，據說原因之一就是肥胖導致脖子周圍脂肪囤積，空氣不易通過氣管的緣故。

睡眠時暫停呼吸也會造成淺眠，導致睡眠品質變差。持續久了也可能演變爲失眠症。

如果你也發現自己有以上五個「壞習慣」，或許無法一口氣全部改善，請一個一個慢慢來，逐步改善即可。

21 消除「睡了跟沒睡一樣」，擺脫夏季倦怠的睡眠法

爲什麼夏天早上醒來時經常會有「睡了跟沒睡一樣」、「身體依然倦怠」的不舒服感呢？讓我們分別從入眠時與睡眠中的階段來思考。

「天氣太熱，淋浴就好」的陷阱

夏天天氣炎熱，很多人選擇只淋浴不泡澡。其實，夏天最好也能泡澡。

如前所述，體溫的變化與睏意的產生密不可分。體溫一下降，睏意自然會降

臨。**泡熱水澡提高些許體溫，走出浴室後則開始逐漸下降。這樣的體溫變化正好可以為我們帶來舒適的深層睡眠**。

另外，夏天房間裡的冷氣可能過強，人在夏天裡也會吃下較多冰冷的飲料或食物，即使仍是白天，身體已開始出現偏涼的傾向。原本就有手腳冰冷毛病的女性，在夏天往往特別不舒服。

手腳冰冷最大的問題，就是血液循環不良。**若能泡個熱水澡，身體暖和了，血管也會跟著擴張。此外，水壓能提高心肺機能，改善血液循環的效果值得期待**。

炎熱的盛夏，氣溫急速上升，待在室內的時間比室外更長，容易形成運動不足。太依賴冷氣也會令汗腺作用遲緩，很多人因此無法順利排汗調節體溫。這時只要泡個熱水澡提高體溫，好好流汗，就能恢復正常的新陳代謝。

不過，要注意的是，泡澡水溫不可過高，否則會刺激交感神經，反而更不容易產生睏意。夏天泡熱水澡的原則是**「三十九度左右熱水」**、**「只泡十分鐘」**。

浴室的燈光強弱也該多加注意。進入眼中的光線愈少，睡眠荷爾蒙「褪黑激素」的分泌就有增加的傾向。**如果浴室外的脫衣間已有燈光，不妨直接關掉浴室的電燈**。這麼做可提高入眠效果，又能享受間接照明的氛圍。

「冷氣吹到天亮」是早上爬不起來的原因

睡著的時候，人會產生自然「翻身」的生理現象。翻身是爲了分散寢具帶給身體的壓力，還能促進血液循環。此外，翻身也能幫助一直貼在床上的背部散發熱氣，消除不適的感覺。

尤其是夏季酷暑的夜晚，身體直接接觸寢具的部位溫度和濕度都比其他季節高，翻身的次數也會因此增加。**頻繁的翻身會在不知不覺中妨礙睡眠，造成睡眠品質低落**。

於是，很多人認爲只要開空調，調節室內溫度就可以了。然而，如果只是將室溫設定在一定溫度，反而可能產生反效果，令睡眠品質變得更差。

睡眠時，人類的體溫通常比平常低。這是因爲睡眠時身體抑制代謝，體溫自然下降，一般人睡到凌晨四點左右時，體溫大概下降將近一度。此時，身體爲了替清醒做準備，體溫又會開始緩緩上升。

這時室內的溫度如果過低，很可能會妨礙體溫上升。除非安裝能感應體溫而自動調節的空調，否則**一直處在溫度過低的房間裡，阻礙體溫上升到適當溫度，恐怕會打亂身體迎向清醒的步調**。

睡不著不是因為「熱」，是因為「悶」

這種時候，比起控制溫度，控制身體四周的濕度是一個更有效的對策。**抱著**

枕頭側睡，解放緊貼床鋪的背部，或者選擇親膚性高，具有吸汗效果的睡衣等，都是很好的方法。

一般來說，好的睡衣應該具備優良的吸汗和透氣性，如此就能吸收多餘汗水，散發悶熱蒸氣，有助體溫降低，提高睡眠品質。

以材質來說，睡衣最好選擇具有良好吸濕及親膚性的棉質布料。比起絲質睡衣，棉質睡衣價格實惠，直接丟洗衣機也很放心。很多人習慣穿背心短褲睡覺，其實，如果有手腳冰冷毛病，睡相又不好，總是會踢被的人，就寢時最好不要穿得太清涼。

附帶一提，「換穿睡衣」這件事也有助於大腦切換爲「睡眠模式」，比起直接穿家居服躺上床，先換上睡衣再就寢，帶有「入睡儀式」的效果。

避免夏季倦怠的「電風扇」超級活用術

炎熱的夜晚，開著電風扇睡覺的人一定不少吧。來自電風扇的適度涼風能促進汗水蒸發，降低體溫，帶來良好的睡眠。電風扇消耗的電量只有冷氣的二十分之一，是省錢又環保的季節家電。

不過，電風扇如果一直對著身體固定部位吹，會使那個部位體溫過涼，助長手腳冰冷的問題，還有引發腹痛的風險。

請多加善用電風扇擺頭與定時的功能，調整放置的位置，讓電風扇從離身體較遠處吹出柔和的涼風。

另外，市售可貼在額頭的退熱貼，對降低全身體溫雖然沒有太大的功效，但冰冰涼涼的觸感很舒服，對助眠仍有一定程度的效果。有時，請不要太依賴冷氣，花點心思善用其他方式度過炎熱夏夜吧。

睡覺時把小腿墊高，可消除「水腫」

從事必須站一整天的工作，或相反地，坐在辦公桌前一整天下來，腿部經常會出現水腫的現象。尤其是女性，爲腿部水腫所苦的人一定很多。

大腿和小腿等腿部水腫的主因有兩個。

首先，腿是離心臟最遠的地方，血液循環容易變差。另外，持續久站或坐在辦公桌前太久，體內水分受到重力影響，陸續往下半身集中，也是造成下肢水腫的原因之一。

小腿有將血液往上推的作用，因此也有「第二心臟」之稱。只是，如果整天一直維持相同姿勢，小腿就無法發揮其幫浦般的作用，導致腿部水分（淋巴液等等）循環不良，本該循環的水分滯留腿部，就形成了水腫。

睡覺時腿部的高度幾乎與心臟等高，比起坐姿或站姿，躺著時血液更容易返回心臟。由此可知，只要攝取充足的睡眠，就能有效消除腿部水腫。

水腫特別嚴重難消的時候，稍微抬高腿部睡覺也是一個方法。**在小腿下方墊毛巾，採取把腳墊高的姿勢入睡**。大約墊高十公分即可，太高的話對心臟也會造成負擔，請多加注意。

另外，小腿肌肉不足亦是水腫的原因之一。白天盡可能找機會爬樓梯，讓「小腿幫浦」多多活動吧。

22 不再擔心時差！出國前，做好安心出差的準備

經常出國出差的人一定對「時差」感到很困擾。事前爲國外客戶精心準備了完全的資料，提案或簡報時，如果因爲時差的關係而無法拿出最佳工作表現，實在是太可惜的事了。商場上每一瞬間都是勝負的關鍵，對方不可能浪費時間等你從時差中恢復。因此，爲了提高自己在國外的工作表現，非得戰勝時差不可。

舉例來說，九月一日中午十二點從日本前往美國紐約出差，兩地時差爲十四小時，飛行時間約爲十三小時。

飛了十三個小時之後，抵達紐約時，當地時間是九月一日上午十一點，換算

回日本時間則是九月二日凌晨一點。如果人在日本，應該是睡得正香甜的時候。然而，紐約這邊是太陽從高樓大廈後方探出頭來的大白天上午。剛下飛機的身體和大腦都是睏的，卻不得不配合當地的工作時間。

去美國就秉持「早睡早起」，去歐洲就秉持「晚睡晚起」的原則準備

時差引起的睏意，在醫學上稱為「時差障礙」。國際的時差障礙診斷標準有以下三項：

① 搭上噴射機，前往至少有三小時時差的地方旅行時，出現有自覺的失眠或過眠症狀。

② 旅行後一到兩天內，出現白天身心機能皆衰退，全身倦怠和胃腸失調等

生理症狀。

③產生的睡眠障礙無法以其他睡眠障礙科或內科、精神科的病症解釋，使用藥物也無效。

此外，一般來說，時差症狀的說明如下：

◎白天想睡、感覺疲憊、身體倦怠、失眠、頭暈腦脹。
◎在前往有三小時以上時差的國家或地區旅行時，特別容易發生。
◎搭乘由西往東的飛機時症狀會加強。

站在生物學的角度思考人體機制，會產生時差症狀也是無可奈何的事。從日本往東飛，比方說前往紐約時，人的生理時鐘會處於在日本生活的延長線上。明明是紐約時間的白天，身體卻像還在日本一樣，出現深層體溫下降、進入昏暗場所時分泌褪黑激素等生理現象，朝進入睡眠做準備。不只如此，心跳和血壓也會降低，大腦和身體同時準備進入睡眠。

另一方面，到了紐約時間的夜晚，因爲此時日本時間已是白天，受到生理時鐘的影響，深層體溫開始上升，褪黑激素不再分泌，身體準備進入活動狀態。以上就是人體出現時差時的狀態。

旅行前一旦睡眠不足，時差引起的睡眠障礙往往會更加嚴重，因此，在出發前往國外旅行前，確保足夠的睡眠時間非常重要。

再者，如果旅行的目的地是往東的美國等地，最好從出發前幾天就逐步提早上床及起床時間，讓身體逐漸適應當地的作息。相反地，若目的地是往西的歐洲等地方，則可逐漸延後上床與起床時間，預先做好因應時差的準備。

二～三天的短期出差，請死守「日本時間」

如果只是在當地滯留兩三天的行程，就不要勉強自己配合當地時間，盡可能在相當於日本夜晚的時間睡覺，**保持在日本時的生活步調，對身體來說比較輕鬆**。

抵達海外時正值白天，卻無論如何都很想睡覺的話，小睡兩、三個小時也能達到恢復效果。這時請不要睡得太久，以免對夜晚的睡眠造成不良影響。

到了該起來的時候，即使再睏也要努力保持清醒。從小睡之中起來時，可以走出戶外曬曬太陽，有助於調整體內的生理時鐘。

第5章

透過「睡眠自我分析」獲得世界第一的好眠

23 找出專屬自己最佳睡眠時間的「睡眠紀錄」

一目了然的睡眠紀錄可解決所有問題

在前面的第五十六頁，我曾搭配醫學上的數據說明了「最佳睡眠時間因人而異」的觀念。不過，即使沒有提出數據資料，大家應該也能明白這個道理。

每個人的生活型態、工作難度和煩惱都不一樣。同時，每個人的睡眠環境、床的硬度、枕頭的高度、寢室的噪音、溫度、濕度、是否和別人同睡等條件也有不同，這些都會大大左右睡眠品質。或許也可以說，**睡眠是最該追求極致量身打**

造的生活習慣。

到第四章為止，我向各位說明了舒適安眠的種種「條件」。然而，接下來就因人而異了。

專屬於你自己的最佳睡眠形式，只能靠自己找出來。為了幫助自己找到關於睡眠的「正確答案」，最有效的工具就是「睡眠紀錄」。像寫日記一樣，將吃過的東西記錄下來，把自己的飲食生活紀錄攤在眼前，藉此導出正確的飲食習慣，這種叫做「筆記瘦身法」的方法，或許你也聽說過。**比起飲食習慣，睡眠習慣更是因人而異，每個人的環境和造成的狀況都不相同**。正因如此，紀錄睡眠的意義和效果也就更大。

由於每天的身心狀態與季節等因素都會大幅影響睡眠品質，為了掌握自己的睡眠特徵，每隔一段期間紀錄並回顧才是有效的做法。

管理學大師彼得．杜拉克（Peter Drucker）曾說：「重要的不是找到正確答案，而是找到正確問題。」工作和睡眠一樣，不去分析原因就無法提出解決辦法。改善睡眠的第一步，請從找出自己的睡眠問題著手吧。

只需三天的睡眠紀錄，就可釐清你的特有問題

睡眠紀錄的項目包括「入眠時間」及「起床時間」，再從這裡導出「睡眠時數」和「睡眠效率」，同時也要紀錄下睡醒時的感覺和當天的工作表現。

睡醒時的感覺可以憑自己的主觀紀錄，醒來時感覺不舒服就記下「×」，覺得狀況不錯就記下「○」，覺得有點倦怠就記下「△」。持續紀錄才有意義，內容簡單最重要。一天只須花費三分鐘時間就能完成。

請在旁邊的欄位寫下關於工作和身體狀況的備註或感想。可以寫下當天察覺的身體狀況，只寫一句話也沒關係。比方說「睡眠不足、遲到了」、「腿沒有浮

腫、工作順利簽約」、「會議中很想睡、排便順暢」等等。

光是這樣就夠了，如果想建立更詳細的資料，不妨以下面三點為主軸。

① 白天的睏意與倦怠程度（腦袋昏沉、常打呵欠、眼睛疲勞、全身痠痛等）。

② 注意力下降的程度（腦筋轉不過來、做事無法堅持到底、剛發生的事就忘了等）。

③ 身體疲勞的殘留程度（肩膀僵硬、頭痛、腰痛、眼皮跳動等）。

下面的表格是某人的睡眠紀錄。睡了八小時三十分鐘那天，隔天白天似乎還留有倦怠感。另一方面，睡了六小時十五分鐘那天，隔天白天打了瞌睡，睡了七小時三十分鐘那天的工作表現則不錯。

光看三天的數據資料就能大致掌握睡眠傾向

日期	前一天的入眠時間	起床時間	睡眠時數	睡醒時的感覺	白天的工作表現
○月○日	22：30	06：00	07：30	○	○ 下午也很清醒
○月○日	24：00	06：15	06：15	△	× 開會時打瞌睡
○月○日	22：00	06：30	08：30	△	△ 有點倦怠

當然，光看這三天的數據資料無法斷言太多，不過，**只要收集一定程度這樣的數據資料，就能看出自己的睡眠傾向，更容易做出「原來我的最佳睡眠時間是七個半小時」等「斷定」**。

若能搭配記下當天運動與否及飲食內容等資訊，睡眠紀錄的資料內容當然會更加詳細。但是，這也可能產生懶得紀錄的風險。因此，一開始愈簡單愈好，只要能幫助自己掌握睡眠傾向就夠了。

從「醒來時的感覺」和「入眠時間」，就看得出睡眠狀況

只要做好連續的睡眠紀錄，平時就能掌握各種

狀況。

比方說，發現自己在「睡醒時的感覺」連打三天「×」時，可以查看這三天的睡眠效率和入眠時間，和連續三天打「○」時做比較。光是這麼做，某種程度就能找到屬於自己的最佳入眠時間。

也可以試著提出「或許我在○點入睡最好」的假設，再憑著這份資料驗證假設是否正確。反覆驗證多次後，一定能更趨近專屬自己的「最佳睡眠時間」。

確保最低限度「保持身體健康」的睡眠時間

只要嘗試記錄一陣子就會知道，一旦看出睡眠與工作表現的關聯，瞬間就會提高對睡眠的重視。原本沒注意到的東西逐漸浮現眼前，單純是一件有趣的事。

再繼續記錄一個月，還可看出自己究竟犧牲了多少睡眠，出現**「繼續犧牲睡眠下去，工作表現就會變差，身體狀況也可能失調」**等危機意識。就像這樣，睡眠紀錄也能幫助我們找到自己的臨界點。

此外，拿自己的睡眠時數和平均睡眠時數相比，也能輕易看出累積了多少「睡眠負債」，**當下就能有效判斷自己從隔天起該睡多久才能償還**。如果已經爲失眠症所苦，需要去看專科醫生時，帶著這份睡眠紀錄也有助於醫生做出更正確的診斷和建議，獲得更容易接受的治療方法。

大概也有人一聽到「睡眠紀錄」就提不起勁吧。記下上床時間比較容易，問題是快睡著時意識往往已經模糊，要記下「入眠時間」就不是一件簡單的事。

我採取的做法是**「感覺眼皮快張不開時」立刻望向時鐘，確認時刻後再放心入睡**。**隔天醒來後，馬上記下睡前看到的時刻**。這麼做雖然可能有幾分鐘的誤差，那也是沒辦法的事，紀錄不用那麼精準也沒關係。

24 回家後再做也來得及的好眠策略——「入眠儀式」

讓好眠成為理所當然的「入眠例行公事」

在睡眠紀錄裡加入「睡眠前做的一件事」，能夠提高這份紀錄的精確度。就像生產管理線上，前一道工序做得愈周全，下一道工序就會做得愈好，同樣的思考方式也能套用到我們的日常生活中。良好的睡眠應該從睡前開始培養。

具體來說，包括**晚餐時間與內容**、**運動的時間與強度**、**攝取咖啡因的時間及份量**、**泡澡或淋浴的時間**、**睡前做了什麼放鬆心情的事……**這些都可以加入睡眠

釐清睡眠習慣的一行備註

日期	前一天的入眠時間	起床時間	睡眠時數	睡醒時的感覺	白天的工作表現	前一天晚上睡前的行動	起床前的行動
○月○日	22：30	06：00	07：30	○	○ 下午也很清醒	傍晚走路運動	一覺安眠到天亮
○月○日	24：00	06：15	06：15	△	× 開會時打瞌睡	晚上十點喝了咖啡	快天亮時起來上廁所
○月○日	01：30	06：30	05：00	△	× 很倦怠	聚餐時喝多了點	睡了回籠覺

紀錄。同樣的，這些都沒必要寫得太詳細，目的只是幫助自己釐清「睡前做哪些事可以幫助好眠」。

上頁的圖說就是在一八六頁的睡眠紀錄上，分別另外加入睡眠前和睡眠後做的事。記下可能與睡眠有關的項目，可將睡眠習慣呈現得更清楚。

只要釐清自己睡眠前的行動模式，就能將這一連串行動提昇爲「入眠儀式」，養成助眠的好習慣。**每個成人在睡一場好覺之前，一定都曾下意識地做過什麼幫助入眠的事，透過睡眠紀錄，就能將這些行動整理出來參考了。**

站在醫學的角度，這裡說的「入眠儀式」

為作者帶來一夜好眠的黃金「入眠儀式」

◎ **運動：6：00 ～ 6：30**
◎ **白天：工作**
◎ **晚餐：18：30 ～ 19：30**
（19：30 之後不攝取咖啡因）
◎ **入浴：20：00 ～ 20：30**
◎ **看電視、閱讀、其他：21：00 ～ 21：45**
（只能用10分鐘查看公司信箱）
◎ **熄燈：22：00**
（只留下走廊上的暖色系照明，其他電燈都關掉）
◎ **刷牙＆上廁所**
（這時浴室不開電燈）
◎ **喝溫開水→確認門窗是否關好→換睡衣→上床**

可望增進副交感神經作用，達到放鬆身心的效果。不過，也不必太執著於一般說法，只要找出能幫助自己睡得最香甜的方式，那就是屬於你的黃金入眠法則。

作者也每晚執行──「夜晚的習慣」

順便說說，我的入眠儀式是「喝溫開水」。喝一杯溫開水，檢查門窗是否關好，就是我結束一天的儀式。接著只要抱著「來睡覺吧」的心情上床即可。溫開水讓身體打從深處溫暖起來，也有引發睏意的助眠效果。

右表是我的入眠儀式，供各位做睡眠紀錄時參考。時間不用太精準，些許誤差還在可接受範圍內。

只要抓個大概就可以了，目的是掌握自己的「傾向」。若是嚴格追求精準數字，反而會帶來壓力，成爲妨礙睡眠的因素。

25 重點式擊退睡魔，五段「睡意評量表」

具體呈現睡魔來襲的「時機」

一如一二三頁介紹的，白天的睏意通常集中在下午兩點到四點間。不過，每個人的狀況都有一點不同。有人白天完全不會覺得睏，也有人每隔幾小時就得和睡魔奮戰一次。就連睡魔的威力也是時強時弱。

既然如此，不如先著手釐清白天來襲的「睡魔頻率」吧。方法很簡單，將白天醒著的時間分成每兩小時一個階段，總共五個階段，再分別爲各階段進行評量。眞的非常睏，睏得差點睜不開眼睛的狀態評爲一分，眼睛還睜得開，腦袋卻不太靈光時的狀態評爲五分，介於兩者之間的狀態則評爲三分。

早上剛起床時，因爲已攝取了充足的睡眠，身體不斷分泌腎上腺素，這時應該可以評爲五分。吃過午餐的下午兩點半左右睡魔來襲，所以大概是二分。加班工作到晚上十點，身體已相當疲倦，那就打個三分。回到家喊著「啊，好累啊！」趴在床上差點不能動彈時的分數就是一分囉。

像這樣打出「大概」的分數就可以了，感覺就像玩遊戲一般，爲自己一整天的清醒度打出一目了然的分數。這麼一來，就能從中看出「一天之中最強大的睡魔有多強，又會在何時來襲」，並據此決定**「幾點攝取咖啡因最適當」、「幾點外出跑業務正好可以趕跑睡意」、「幾點睡午覺」……先下手為強，找出擊退睡魔的方法**。

作者不同時段的清醒度

	分數
8點	5
10點	4
12點	3
14點	1
16點	2
18點	4
20點	4
22點	2

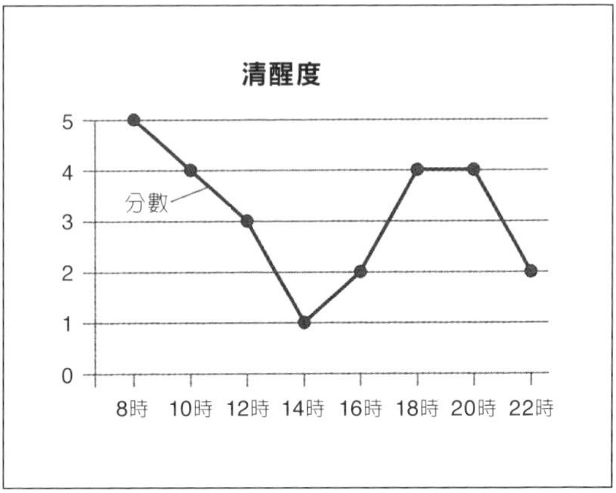

「先下手為強」，對付睏意事半功倍

上表是我某天清醒度階段表的現狀圖。早上狀況不錯，過中午後清醒度瞬間下降，到傍晚稍微清醒一點，然後直到睡前都是一路下降。

因爲白天想好好掌控睏意，**一旦清醒度下降，我會立刻採取具有刺激性的行動**。

有人早上清醒度較低，也有人傍晚清醒度較低。清醒度是一種很主觀的感覺，每個人都有微妙的不同。首先，請從確認自己的清醒度開始吧。

發現自己每次都在相同時段產生睏意的話，與其先思考對抗睏意的方法，不如先下手爲強地預測「產生睏意的時間」，然後再思考對策。這是職場上常用的風險管理手法，套用在掌控睏意上一樣好用。

睏意這種東西，想完全掌控不是一件容易的事。但是，自己的行動卻可以百分之百靠自己掌控。把力氣花在肯定能掌控的事情上，也是職場工作者的基本原則。

26 醫生也在實踐的提昇睡眠品質「九大步驟」

減少不必要的睡眠時間，提高睡眠品質

第五章的最後，我想爲眞正苦於失眠症，眞心想改善睡眠習慣的人介紹「透過刻意減少睡眠時間來提高睡眠品質」的方法。

或許有人會質疑「已經睡不飽了還要減少睡眠時間，到底是什麼意思？」其實，這種做法正是**失眠療法中的一環，稱為「睡眠行事曆療法」**。

平常工作的時候，比起花費長時間拖拖拉拉地做，不如集中精神一氣呵成，

提高睡眠「品質」的九大步驟

STEP1 製作睡眠紀錄
STEP2 決定「起床時間」
STEP3 從「起床時間」減去「目標睡眠時數」，倒算出「就寢時間」
STEP4 只在「覺得睏的時候」或「設定的就寢時間到了」才上床
STEP5 鑽進棉被十五分鐘還睡不著的話，就乾脆起身離開寢室
STEP6 等睏意再度來襲再上床
STEP7 「起床時間」一到，一定要起身離開床舖
STEP8 持續 STEP2 ～ STEP7 一星期
STEP9 只要睡眠效率有所提昇，就逐步拉長目標睡眠時間

更能提高工作品質。同樣的道理，若花費長時間躺在床上，得到的卻是品質不佳的睡眠，倒不如刪除多餘的睡眠時間，反而更能提高睡眠品質。

具體來說，**目標是一方面確保充分的睡眠時間，一方面減少躺在棉被裡卻因睡不著而浪費掉的時間**。重要的是，必須先秉持「既然睡不著，躺在床上煩惱只是浪費時間」的態度。

想「看清楚」浪費掉的是

哪些時間，就要從好好釐清發生了哪些事開始。

發現自己睡眠品質低落時，想要早點上床是人之常情。可是，這樣只會拉長睡不著的時間，或是成為太早醒來的原因。

即使很麻煩，還是請各位試著執行以下九個步驟，為期至少兩星期。

按照九大步驟循序漸進，獲得「一流睡眠」

STEP 1　製作睡眠紀錄

首先，用兩星期的時間製作前面提過的睡眠紀錄，根據紀錄計算出平均睡眠時數。算出平均睡眠時數後，再以此為「目標睡眠時數」。這裡的重點是收集「每天實際入眠時數（＝實質上的睡眠時數）」的數據。

STEP2 決定「起床時間」

說得簡單一點，每天晚上幾點該睡，從早上起床的時間就能推算得出來。因爲起床十五到十六小時後，睡眠荷爾蒙「褪黑激素」會再次開始分泌，之後再過一到兩小時就會感到睏意。

舉例來說，早上六點起床的話，晚上九點到十點左右就會開始感到睏意。因此，只要「起床時間」一確定，睡眠時間的「大範圍」也就大致底定了。

STEP3 從「起床時間」減去「目標睡眠時數」，倒算出「就寢時間」

「就寢時間」＝「起床時間－目標睡眠時數」。比方說，起床時間是上午七點，目標睡眠時數是六小時三十分鐘，倒算回去即可得出前一天晚上應該定晚上十二點三十分爲就寢時間。

剛開始的時候可以多抓一點緩衝時間，以「平均實質睡眠時數加三十分鐘」爲目標睡眠時數也沒關係。

STEP4　只在「覺得睏的時候」或「設定的就寢時間到了」才上床

睏意來襲時是最容易睡著的時候。即使還沒到原本設定的就寢時間也沒關係，把握睏意先睡吧。

STEP5　鑽進棉被十五分鐘還睡不著的話，就乾脆起身離開寢室

就寢時間前一小時，請做一些自己喜歡或讓自己放鬆的事。如果實在怎麼也睡不著，乾脆離開寢室到其他房間聽喜歡的音樂或閱讀。

STEP6　等睏意再度來襲再上床

即使一整個晚上在STEP5與STEP6之間反覆來回也沒關係。請堅守這個原則。

STEP7 「起床時間」一到，一定要起身離開床鋪

不能睡回籠覺。唯有起床時間一到就起身離開床鋪，才能保住夜晚的睡眠品質。早上一醒來就去曬曬太陽，這有助身體重新設定生理時鐘。

STEP8 持續STEP2～STEP7一星期

持續執行STEP2～STEP7一個星期。

STEP9 只要睡眠效率有所提昇，就逐步拉長目標睡眠時間

一如四十二頁介紹的公式，用實際上睡著的時間，除以躺在床上的睡眠時間來計算比例，得出的數字稱爲「睡眠效率」。請使用一星期的睡眠紀錄計算出自己的睡眠效率。睡眠效率必須超過百分之八十五才算及格。生活中的變數很多，每天的睡眠效率數字一定不同，請以一星期爲單位，計算出更正確的數據。

根據自己的睡眠效率，按照下面步驟調整就寢時間。

◎睡眠效率達到百分之八十五以上→就寢時間提早十五分鐘

◎睡眠效率落在百分之八十到百分之八十四之間→就寢時間維持原本的設定

◎睡眠效率不到百分之八十→就寢時間延後十五分鐘

再提醒一次，執行這九個步驟的目的，是爲了「減少躺在床上卻睡不著的時間」。如此反覆下來，一定能掌握最適合自己的睡眠時數。

在執行這九個步驟時，有些事希望大家能記住。

首先，即使出現睏意也不要在白天或傍晚睡覺，請繼續工作或把精力投注在嗜好及日課上，持續日常生活行動以累積「疲勞」。

前面雖然提過短時間的午睡有好處，但在執行這套「睡眠行事曆療法」時，白天最好盡可能醒著不睡，藉此提高對睡眠的欲求，晚上才能睡得更香甜。

此外，結束睡眠行事曆療法後，還請持續執行第一步驟的睡眠紀錄。日後若再次遇到睡眠障礙，透過睡眠紀錄將更容易找出原因與對策。

這種「睡眠時間限制療法」及「睡眠行事曆療法」，已經是許多醫生或睡眠專家實際採行的方法。

不容易入睡或一個晚上總會醒來好幾次，像這樣睡眠品質不好的人當中，有許多案例都已透過這種方法**縮短不必要的睡眠時間，進而改善了睡眠品質**。當然，如果已經深受嚴重失眠症困擾，最好還是直接尋找專門醫生協助。

第6章

進一步提高睡眠品質的最新知識

27 不受平日壞習慣影響的「假日睡眠法」

平日愈是用盡全力在工作上衝刺的職場工作者，愈會有「至少週末可以高興睡多久就睡多久，這樣才能爲下週儲備活力」的想法。

根據ＮＨＫ放送文化研究所在二〇一〇年的調查，比較日本人的平日睡眠時數與假日睡眠時數，發現假日睡眠時數較長。如左頁表格顯示，職場工作者的睡眠時數在平日是六小時五十五分，週六是七小時二十四分，週日則是七小時五十一分，有愈到週末愈長的傾向。

週末想好好睡飽的心情我感同身受，然而，一旦週末睡太多，反而會對平

日本人平日與假日的睡眠時數比較表

	平日	週六	週日
全體	7:14	7:37	7:59
職場工作者	6:55	7:24	7:51
家庭主婦	7:08	7:15	7:35
無職者	8:06	8:02	8:13
學生	7:40	8:30	8:48

日的睡眠造成不良影響。一般人很容易把週末想成一星期的尾聲，其實可以換個看法，把週末當作一星期的開始。**一星期才剛開始，如果睡眠步調就走樣的話，要取回平日睡眠的步調可就萬分困難了。**

星期五晚上太晚睡，會導致星期一早上睡醒時精神不濟

週末睡太多的人，大抵都是星期五通宵熬夜，睡到星期六中午才起床。甚至有人可能睡到傍晚才起床。

受到睡眠荷爾蒙褪黑激素的影響，人體會在起床十五小時後自然出現睏意。若星期六上午太晚起床，晚上入眠時間自然延後，連帶影響到星期天的睡眠，使得星期天也跟著「晚睡晚起」了。

接踵而來的就是星期一，即使星期天晚上抱著「明天得早起才行」的心情提早上床，**也因為星期天起床時間太晚，身體又不夠疲倦的緣故，體內生理時鐘錯亂，變得不容易入睡**。就算勉強睡著，睡眠品質還是很差。

星期一早上睡醒時不夠神清氣爽，一星期才剛開始就無法拿出良好工作表現，一直等到星期二才好不容易重拾生活步調。週末睡太多的人，週間往往容易陷入這種「延遲起步」的窘境。

與平日的落差最好控制在「兩小時內」

第一章曾提到「睡眠無法提早『睡起來放』，但可以事後償還」。為了補償平日的睡眠不足，週末多睡一點是沒有問題的。**問題是，請不要睡比平日多超過兩小時**。

眞的疲倦不堪時，就算再想睡，**最好還是在平日起床的時刻先起來一次，先去曬曬太陽，調整體內的生理時鐘，重新「設定」好十五小時後來臨的睏意，直到下午兩點再睡一個短暫的午覺**。

金融業有個詞彙叫做「波動性（又稱波幅）」。波動性指的是「與平均值間的波動幅度」，換句話說就是「標準差」。**無關假日或平日，將睡眠時間的波動性調整得愈小，就愈能持續拿出一定水準的工作表現**。因此，調整睡眠可說是邁向一流職場工作者的第一步。

28 「姑且先吃安眠藥」的風險與對策

安眠藥是用盡所有方法後的最後手段

每天晚上鑽進被窩卻好幾個小時也睡不著，只能不斷翻身，才剛睡著一下又馬上醒來，整晚不斷如此反覆，直到早晨都無法熟睡。這種痛苦，沒有經歷過的人肯定無法體會。

一份以日本人爲對象的研究顯示，**每週睡前為了助眠而飲酒的男性佔百分之四十八點三，女性佔百分之十八點三。此外，每週至少服用一次安眠藥的男性佔**

百分之四點三，女性佔百分之五點九。由此可知，已經有這麼多人深受失眠問題所苦，甚至求助於安眠藥。

不過，「睡不著就吃安眠藥」的想法很危險。**服用安眠藥本該是「治療」失眠症的一環**，原則上，失眠程度尚未到需要接受治療的人不可服用安眠藥。

「睡不著的人」和「淺眠的人」吃的安眠藥不一樣

失眠症治療分爲「藥物療法」及「非藥物療法」，醫生會根據症狀和狀況的不同選擇適合的療法。藥物療法的代表藥物就是安眠藥。雖然現在市面上也可買到，不過，安眠藥原本應該是經過醫生判斷處方才能服用的藥物。

安眠藥可大分爲兩種，請參照二一五頁。

爲了已經在服用安眠藥的人和考慮今後服用的人，我將注意事項與副作用整理如下。

首先，**就算吃了一顆藥後，過了一會兒還是睡不著，也絕對嚴禁再吃一顆或搭配飲酒**。安眠藥的效力因人而異，有時不是慢慢感覺睏意，而是過了三十分鐘後忽然想睡覺。由於**藥物開始生效後記憶會變得模糊**，服用之後請立刻躺下來睡覺。

此外，**長期服用的人請勿自己判斷停藥時機，避免突然中止服藥**。因爲這麼做可能反而造成失眠情形惡化，或是出現焦慮症狀。請遵照醫生指示，停藥時也要按部就班，逐步減少藥量。

嚴禁「和其他東西一起服用」

現代的安眠藥比過去副作用減少許多，安全性也提高不少。除了一直以來使用的「GABA受體促進劑」，又陸續開發了「褪黑激素受體促進劑」及「食慾素受體阻斷劑」等新藥，用於治療的安眠藥選擇增加了許多。不過，任何藥物都有可能產生副作用，請根據正確用藥知識服用。

安眠藥的兩種類型

超短時間型．短時間型

【應對症狀】

「難以入睡」

「怎麼躺也睡不著」

這種類型的安眠藥適合尚未演變成慢性失眠，只是暫時有失眠困擾的人。特徵是剛躺下去睡時最有效果，且效果在持續三到四小時後就會減緩，不會造成醒來後的倦怠感，對隔天白天的影響較小。

中間型．長時間型

【應對症狀】

「總是睡到一半醒來」

「醒來一次就完全清醒，很難再次入睡」

「早上很早就醒來」

「睡不安穩，感覺有睡跟沒睡一樣」

這種類型的安眠藥效果持久，原本服用短時間型安眠藥而導致早上太早醒來的人，有時也會改服用這種安眠藥。不過，有些人服用長時間型的安眠藥後，當天睡眠時間可能會變短，起床時很痛苦，起床後精神渙散。

有些人會把感冒藥和安眠藥混在一起吃，這其實是很危險的事。**感冒藥含有引發睏意的成分，再加上安眠藥的效果**，恐怕會對白天的工作造成影響，駕駛交通工具時也可能帶來危險，請絕對不要這麼做。

雖然已經強調過很多次了，認爲自己有失眠問題的人，請先按照本書介紹的方法，重新檢視並調整自己的生活習慣。如果這麼做了還是無法解決失眠的問題，才有需要再進一步接受醫學治療或服用安眠藥。

29 口香糖與睡前酒的效果「因做法而異」

嚼食薄荷口味的口香糖超過十分鐘，工作效率倍增

吃口香糖比喝咖啡方便，趕跑睡意的速度又比咖啡因快，所以很多人會選擇嚼食口香糖提神。

嚼食口香糖除了消除睏意外，還有緩解壓力的效果。

咀嚼口香糖可能具有提昇學習能力的效果，曾有一份研究探討了嚼食口香糖

與前額葉皮質區大腦血流的相關性。人類的前額葉皮質區約佔大腦百分之三十，是掌控記憶與學習的部位，也會在思考、判斷時發揮作用。

分別於咀嚼口香糖時與不咀嚼口香糖時做簡單的記憶測驗，**結果發現嚼食口香糖時，腦前額葉皮質區有些部位的血流量確實增加了**。

針對口香糖口味所做的研究也很有意思。

一邊咀嚼薄荷口味口香糖，一邊寫計算題作業，並同時測量「唾液分泌量」、「唾液澱粉酶活性」、「自律神經活動」、「作業效率」、「主觀壓力程度」，結果發現，**相較於沒有味道的口香糖，咀嚼薄荷口味口香糖時，「唾液澱粉酶活性」較低（壓力愈大此澱粉酶活性愈高），「作業效率」較好、「主觀壓力」也較輕**。

那麼，口香糖究竟該咀嚼多久才好呢？在一個關於唾液壓力檢測與咀嚼時間的研究中發現，連續咀嚼十分鐘以上，對減輕壓力最爲有效。換句話說，咀嚼不到十分鐘就吐掉太浪費了。**嚼食口香糖時，最好「選擇薄荷口味，並咀嚼超過十分鐘」**。

睡前酒可「幫助入睡」，卻會「妨礙熟睡」

接下來聊聊「睡前酒」。

每天睡前固定喝一杯來幫助自己入睡，這樣的人應該不少吧。能讓自己更好睡的少量睡前酒，或許是日常生活中的小確幸之一。

然而，每天晚上睡前喝酒，身體對酒精的耐受度就會愈來愈高，為了讓自己更好睡，就需要喝愈來愈多睡前酒。這一來，就算真的能快速入眠，**不只夜間睡眠後半段的深層睡眠（非快速動眼期的第三、第四階段深度）減少，當血液中酒精濃度一降低，身體也會很容易醒來**。

此外，不言可喻的是，酒精的利尿作用將導致夜間頻繁起身如廁，破壞睡眠品質。

簡單來說，睡前酒或許眞能幫助入睡，卻會妨礙熟睡。綜合優缺點評估，過量的睡前酒終究會破壞睡眠的「質」與「量」。

30 無論如何都戒不掉香菸與提神飲料的人該怎麼辦

不管怎麼說，請先戒掉「睡前那根菸」

白天大量抽菸驅趕睏意，晚上加班靠提神飲料再多加把勁。下班離開公司已是晚上十一點，飢腸轆轆之餘晚餐大吃了一頓，回家後沒時間做別的事了，簡單淋浴沖掉汗水就上床睡覺……

讀者中一定也有人持續過著這樣的生活。一星期有一半以上時間過上述生活的人，很可能早已爲失眠所苦。正如各位已經察覺的，在上述過程中，可以說是充滿了前面提過的各種阻礙睡眠因素。

香菸內含的尼古丁具有強烈的提神作用，因此很多人表示吸菸能幫助自己清醒。只是，抽菸乍看之下或許真的有短暫的提神效果，但根據幾項橫斷式研究卻能看出，吸菸量愈大的人，有失眠困擾的愈多。

此外，吸菸不只會阻礙入眠，也有研究指出吸菸還會惡化睡眠品質。一份以六千四百四十二人爲研究對象，調查夜間睡眠時腦波狀態的研究指出，和非吸菸者比起來，**吸菸者睡覺時淺眠狀態較多，深眠狀態較少**。

白天抽菸提神，雖然多半能暫時解決前一天睡眠不足帶來的睏意，同時卻也是造成長期失眠的成因。對於有慢性睡眠不足困擾的職場工作者來說，還是少抽點菸比較好。

該不會是上癮了？提神飲料的「戒斷症狀」

喝提神飲料是職場工作者驅趕睏意時僅次於咖啡的方式，近年來也已經普及化。正因如此，在此更想提醒各位使用提神飲料時的注意事項。

幾乎所有提神飲料中都含有咖啡因，在成份表上的標示為「無水咖啡因」。無水咖啡因有鎮痛作用，適量攝取可發揮暫時消除睏意，令人感覺不到疲勞，也有抑制疼痛的效果。然而，咖啡因中含有神經毒素，攝取過多可能導致咖啡因中毒，甚至有致死的可能性。一般來說，**咖啡因的致死量為五到十公克**。

當然，只喝一瓶提神飲料沒有什麼問題。不過，同時喝下好幾瓶就很危險了。正常情況下，**攝取超過二百五十mg（換算成咖啡就是三到四杯）時，會出現下一頁提及的症狀**。如果是提神飲料重度飲用者，同時又出現多種下一頁提及的症狀，工作就會受到影響，千萬要小心。

此外，有些提神飲料中含有少量酒精成分，在想短暫提振精神時，酒精成分確

過量攝取咖啡因時的症狀一覽表

1. 焦慮不安
2. 神經過敏
3. 情緒激動
4. 失眠
5. 臉色泛紅
6. 頻繁跑廁所
7. 腸胃狀況失調
8. 肌肉抽搐
9. 思考渙散、精神不集中
10. 心悸、脈搏紊亂
11. 容易疲勞
12. 精神不安定

實可發揮短時間的效果。但是，**這種類似興奮劑的作用一旦效果消失後，身體有時會感到很疲倦**。

因爲咖啡因或酒精成分都有成癮性，爲了刺激大腦活動，提神飲料中往往還會添加較多糖分。若每天持續飲用，有導致糖尿病的風險。此外，無論是酒精成分或咖啡因，若和常用藥物混在一起服用，也有引起身體障礙的危險性。

舉例來說，**感冒藥或支氣管擴張劑與咖啡因同時攝取時，因為相互作用的關係，有可能引發頭痛症狀**。

我並非想要否定提神飲料的功效。只是，已經把飲用提神飲料視爲每日例行公事的人，最好提醒自己該「適可而止」。

31 「磨牙」及「憂鬱」與失眠的密切關係

磨牙是失眠與睡眠狀況失調的徵兆

我曾經嚴重磨牙，到了家人替我擔心的地步。那時候，每天早上起床一定會感覺強烈的下巴疼痛和肩膀僵硬。我原本以爲磨牙是一種無法改變的習慣，詢問牙醫之後，得到「最好使用牙托，否則磨牙可能造成下巴疼痛的情況惡化」的忠告。從此之後，我睡覺時都會戴上牙托。

剛開始也覺得很不適應，現在的我睡覺時已經不能沒有牙托了。使用牙托後，我不再磨牙，睡醒後也不覺得肩頸僵硬或下巴頭痛。

磨牙的原因無法斷定，只知道**好發於睡眠較淺時**。此外，由於壓力大時或飲酒後較難入睡，這種時候也比較容易出現磨牙症狀。家人曾經告訴我，我在喝過酒後睡覺時較常磨牙。放著磨牙症狀不管，長久下來就不只是口腔問題，還會引起顳顎關節炎、肩膀僵硬、頭痛等各種症狀。

有睡眠呼吸中止症的人因爲淺眠，有容易磨牙的傾向。更有報告指出，胃酸逆流造成的胃食道逆流症因爲會導致淺眠，也可能是磨牙的原因之一。有時醫師看到磨牙症狀，即可推測出患者或許罹患以上病症。

磨牙的情形一旦持續，牙齒就會逐漸磨損，有時還會演變爲牙齒缺角或從根部斷裂的狀況。若到了必須拔牙的地步，拔去好幾顆牙齒後，咀嚼力道集中在剩下的牙齒上，恐怕會再縮減這些正常牙齒的壽命。放任磨牙不管導致的牙齒磨損、斷折，都是牙周病惡化的原因。即使治療後裝上假牙，假牙仍可能有破損或填充物脫落的情形發生。

早晨起床時感到「下巴疲憊痠痛」、「下巴關節開闔不順」、「牙齒磨損」、「肩頸嚴重僵硬」、「頭痛」等症狀時，請先懷疑自己有磨牙的可能性。

從失眠症狀看「憂鬱」的徵兆

憂鬱症和失眠有密不可分的關係。做為憂鬱症的初期症狀，失眠一直是個重要警訊。**「睡眠時間短又淺眠，容易醒來」，這就是典型的憂鬱症失眠。**

此外，**患有失眠症的人罹患憂鬱症的機率，比沒有失眠的人高兩到三倍**。持續的失眠也會造成憂鬱症惡化。

憂鬱症的失眠障礙模式通常有兩種，一種是夜晚無法好好安眠，早上醒來依然精神不濟的「熟睡障礙」；另一種是明明想再睡久一點，卻不知為何總在清晨三點或四點醒來，接下來就再也睡不著的「過早清醒」。

患有憂鬱症的人，將近九成伴隨失眠症狀。即使睡了也感覺無法獲得休息，這就是憂鬱症失眠中最具代表性的一種症狀。

不只憂鬱症，有睡眠時數不足、躺在床上輾轉反側睡不著等問題，無法靠睡眠休養生息的話，會造成白天注意力不集中、精神渙散、頭痛等其他身體上的病痛，也有可能引起消化系統的失調，失去日間活動的意願。

這種時候，服用安眠藥雖然有一定的效果，若此時的失眠症狀是伴隨憂鬱症所發生的，光靠安眠藥仍無法充分改善，必須接受專業醫生的治療。

「只不過是睡不著就去醫院，不會太小題大作了嗎……」請不要這麼想，只要持續苦於睡不著．淺眠．提早清醒等症狀，建議還是及早前往醫療機關接受治療比較好。

32 年輕人也能像「董事級長老」一樣早起的方法

睡眠時間每二十年減少三十分鐘

我認識的社長和董事級高層，多半早上都起得很早。不管晚上工作到多晚，早上照常早起工作，這件事經常令我感到驚訝。從許多有名的經營者書中或訪談中也可發現，很多大人物都有早起的習慣。

然而仔細想想，許多身負經營重責大任的人都已是高齡人士。事實上，早起和「年齡」這個生物學上的因素也有很大的關係。

觀察日本的成人睡眠時數，「超過六小時、不到八小時」的人佔了全體的六成，或許可將這個時數視為成人標準睡眠時數。睡眠時數會隨季節轉變，在白晝長的季節較短，相反地，到了白晝較短的季節則會拉長。除此之外，**成人之後，隨著年齡的增長，一個晚上所需的睡眠時數也會慢慢遞減**。

十五歲之前的夜間睡眠時數超過八小時，到了二十五歲則是大約七小時，再過二十年，到了四十五歲時，夜間睡眠時數約是六點五小時，再經過二十年，到了六十五歲時則縮短為大約六小時。就像這樣，**健康的人的睡眠時數，以每二十年三十分鐘的數字遞減**。

大家都知道，人的年紀愈大，早睡早起的傾向愈明顯，生活型態也會慢慢轉變為晨型。另外，這種**隨著年齡增長演變為晨型人的傾向，在男性身上又更為明顯**。

當然，也有人純粹是出於對工作的強烈責任感，自動自發地從一大早就開始工作。不過，站在生物學的角度，年輕人確實比年長者需要更多睡眠時間。因此，就算看到董事級高層幹部早上都起得那麼早，年輕人也不必太沮喪，只要知道其中也有年齡因素就好，抱持輕鬆的心情看待吧。話雖如此，還是嚴禁睡回籠覺喔。

晨間活動只要持續七天就能成為習慣

話是這麼說，相信有很多年輕人還是想養成早起的習慣。

這種時候，請試試九十四頁介紹過的方法，在前一天晚上為自己準備「非得一大早起來做不可的事」。只要有「預計早上起來做的事」，你會驚訝地發現，醒來時腦袋已處於清醒的狀態，能夠神清氣爽地展開新的一天。

這種「安排在早晨的活動」，可說是持續早起生活的有效手法之一。與其獨自進行，不妨呼朋引伴。比方說，可以舉辦集體晨起讀書會，或是號召一群朋友早起慢跑。因爲除了自己外還有其他夥伴，遲到或缺席都會造成別人的困擾，自然就會避免這麼做。早晨安排絕對不能遲到的活動，會使我們在良好的壓力下醒來，睡醒時的精神特別好。

這裡的重點是「不要給自己太大壓力」。比方說，要求自己在當天早上完成某項工作所需的全部資料，**前一天晚上反而因為壓力太大而難以成眠，豈不是本末倒置**。晨間活動最好選擇與自己的興趣嗜好有關的事，如果還是想選擇與工作有關的事，非緊急事項的會議或許是最佳選擇。

「雖然嘗試過早起活動，但總是持續不久」。這樣的人可以試試**「製造早起的獎勵」**、**「拖別人下水」**、**「最少持續七次以上」**等訣竅。

首先是製造獎勵。比方說，「早起工作時允許自己吃好吃的蛋糕」、「在一起早起活動的成員中找到喜歡的人，爲了和對方見面而努力」等等。雖然乍看之下動機不純，卻能成爲持之以恆的動力。

其次是「拖別人下水」。如果自己一個人難以克服睏意，那就把別人也一起拖下水，製造不能打退堂鼓的狀態吧。這個方法不只用在晨起活動有效，和工作團隊成員早起開會時也適用。

最後是「最少持續七次以上」。俗話說「三天打魚、兩天曬網」，一件事只做三天左右時，半途而廢也不痛不癢。然而，一旦持續超過一星期，想放棄時就會感到不甘心了。此外，不管做什麼事，只要持續七次就能成習慣，持續七天之後，自然就能充分理解晨起的清爽與晨起帶來的好處。

Beautiful Life 61

最好的睡眠 身兼三職名醫教你讓大腦徹底休息，快速熟睡的32項高效睡眠術

原著書名 / 一流の睡眠——「MBA×コンサルタント」の医師が教える快眠戦略
原出版社 / 株式会社ダイヤモンド社
作者 / 裵英洙
譯者 / 邱香凝
企劃選書 / 劉枚瑛
責任編輯 / 劉枚瑛

版權 / 黃淑敏、翁靜如、吳亭儀
行銷業務 / 張媖茜、黃崇華
總編輯 / 何宜珍
總經理 / 彭之琬
發行人 / 何飛鵬
法律顧問 / 元禾法律事務所 王子文律師
出版 / 商周出版
台北市104中山區民生東路二段141號9樓
電話：(02) 2500-7008 傳真：(02) 2500-7759
E-mail：bwp.service@cite.com.tw
Blog：http://bwp25007008.pixnet.net./blog
發行 / 英屬蓋曼群島商家庭傳媒股份有限公司城邦分公司
台北市104中山區民生東路二段141號2樓
書虫客服專線：(02)2500-7718、(02) 2500-7719
服務時間：週一至週五上午09:30-12:00；下午13:30-17:00
24小時傳真專線：(02) 2500-1990；(02) 2500-1991
劃撥帳號：19863813 戶名：書虫股份有限公司
讀者服務信箱：service@readingclub.com.tw
城邦讀書花園：www.cite.com.tw
香港發行所 / 城邦（香港）出版集團有限公司
香港灣仔駱克道193號超商業中心1樓
電話：(852) 25086231傳真：(852) 25789337
E-mailL：hkcite@biznetvigator.com
馬新發行所 / 城邦(馬新)出版集團【Cité (M) Sdn. Bhd】
41, Jalan Radin Anum, Bandar Baru Sri Petaling, 57000 Kuala Lumpur, Malaysia.
電話：(603)90578822 傳真：(603)90576622 E-mail：cite@cite.com.my

封面設計・排版 / COPY
印刷 / 卡樂彩色製版有限公司
經銷商 / 聯合發行股份有限公司 電話：(02)2917-8022 傳真：(02)2911-0053

2018年（民107）4月3日初版
2018年（民107）5月16日初版2刷
Printed in Taiwan 定價330元
 ISBN 978-986-477-431-9 (平裝)

城邦讀書花園 www.cite.com.tw

國家圖書館出版品預行編目

最好的睡眠 / 裵英洙著；邱香凝譯. -- 初版. -- 臺北市：商周出版：家庭傳媒城邦分公司發行, 民107.04 240面；14.8*21公分. -- (Beautiful life；61)
譯自：一流の睡眠：「MBA×コンサルタント」の医師が教える快眠戦略
ISBN 978-986-477-431-9(平裝) 1.睡眠 2.健康法 411.77 107004264

Beautiful Life

Beautiful Life

Beautiful Life

Beautiful Life